Série Saúde Ambiental

# Segurança Ambiental no Controle Químico de Pragas e Vetores

Volume 1

## Série Saúde Ambiental

Editora da Série: Solange Papini

Vol. 1 – Segurança Ambiental no Controle Químico de Pragas e Vetores
Vol. 2 – Biologia e Manejo de Pragas Urbanas
Vol. 3 – Climatologia: Conceitos e Aplicações em uma Visão Multidisciplinar
Vol. 4 – Campos Eletromagnéticos e Saúde Ambiental

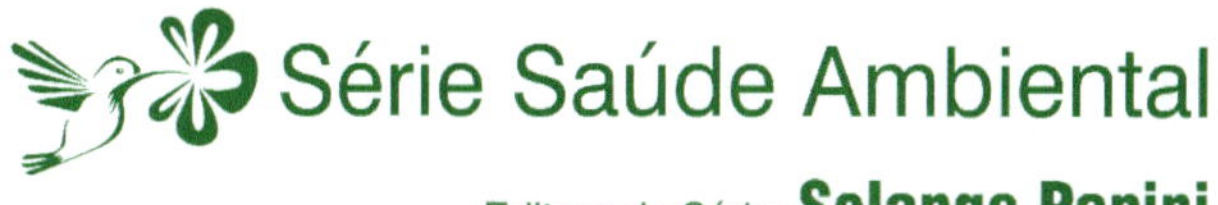


Editora da Série: **Solange Papini**

# Segurança Ambiental no Controle Químico de Pragas e Vetores

## Volume 1

Autores

**Solange Papini**

**Mara Mercedes de Andrea**

**Luiz Carlos Luchini**

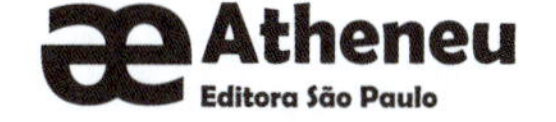

**GRUPO ATHENEU**

| | |
|---|---|
| São Paulo — | Rua Jesuíno Pascoal, 30<br>Tel.: (11) 2858-8750<br>Fax: (11) 2858-8766<br>E-mail: atheneu@atheneu.com.br |
| Rio de Janeiro — | Rua Bambina, 74<br>Tel.: (21) 3094-1295<br>Fax.: (21) 3094-1284<br>E-mail: atheneu@atheneu.com.br |
| Belo Horizonte — | Rua Domingos Vieira, 319 – cj. 1.104 |

Produção Editorial: *Valor Editorial*

Capa: Equipe *Grupo Atheneu*

**Dados Internacionais de Catalogação na Publicação (CIP)**
**(Câmara Brasileira do Livro, SP, Brasil)**

Papini, Solange
Segurança ambiental no controle químico de pragas e vetores / Solange Papini, Mara Mercedes de Andrea, Luiz Carlos Luchini. -- 1. ed. -- São Paulo : Editora Atheneu, 2014. -- (Série saúde ambiental ; v. 1)

Bibliografia
ISBN 978-85-7454-108-2

1. Ecologia urbana 2. Meio ambiente 3. Pesticidas - Aspectos ambientais 4. Pragas - Controle biológico 5. Preservação ambiental I. Andrea, Mara Mercedes de. II. Luchini, Luiz Carlos. III. Título. IV. Série.

14-11986 CDD-363.7384

**Índices para catálogo sistemático:**

1. Pesticidas: Aspectos ambientais: Problemas sociais 363.7384

PAPINI, S.; ANDREA, M.M.; LUCHINI, L. C.
*Segurança Ambiental no Controle Químico de Pragas e Vetores.*
*Série Saúde Ambiental. Volume 1.*

# Autores

## Solange Papini

Graduada em Ciências Biológicas pela Universidade Presbiteriana Mackenzie (1986). Especialista em Ecotoxicologia, Mestre e Doutora em Ecologia pela Universidade de São Paulo. Especialista em Saúde-Bióloga V na área de Vigilância em Saúde Ambiental da Secretaria de Saúde do Município de São Paulo.

## Mara Mercedes de Andrea

Graduação em Ciências Biológicas (1973). Mestrado em Energia Nuclear na Agricultura (1986) e Doutorado em Tecnologia Nuclear (1992), pela Universidade de São Paulo. Pesquisador Científico - VI na área de Ecologia de Solo Aplicada a Estudos de Dinâmica de Pesticidas no Laboratório de Ecologia de Agroquímicos do Instituto Biológico/ Secretaria de Agricultura e Abastecimento do Estado de São Paulo e, atualmente, Docente Convidada do curso de Pós-graduação do Instituto Biológico em "Sanidade, Segurança Alimentar e Ambiental no Agronegócio".

## Luiz Carlos Luchini

Concluiu o Doutorado em Química (Química Analítica) pela Universidade de São Paulo em 1996. Atualmente é Pesquisador Científico - VI do Instituto Biológico e Professor Convidado do Programa de Pós-graduação em Proteção de Plantas da Faculdade de Ciências Agrárias (FCA) da Universidade Estadual Paulista Júlio de Mesquita Filho – UNESP, em Botucatu. Coordenou o Programa de Pós-graduação Multidisciplinar (Mestrado e Doutorado acadêmico) em "Sanidade, Segurança Alimentar e Ambiental no Agronegócio" do Instituto Biológico. É Avaliador Líder e Técnico de Laboratórios nas áreas de Química e Meio Ambiente de acordo com a NBR ISO/IEC 17025 e Inspetor para Boas Práticas de Laboratório - BPL, do Inmetro.

# Apresentação da Série Saúde Ambiental

Os ecossistemas possuem diferentes espécies interagindo entre si e com os aspectos físicos e químicos do ambiente. Essas interações mantêm o sistema funcionando e proporcionam condições para o estabelecimento de novas espécies, as quais por sua vez desenvolvem novas interações. O estabelecimento e a proliferação de algumas espécies, nem sempre, são de interesse para o homem, seja por estarem relacionadas aos danos causados a cultivares, seja pelo risco de transmissão de doenças a seres humanos e animais. Visando manter essas espécies indesejáveis sob controle, atualmente, tem sido utilizado o Manejo Integrado de Pragas (MIP), no qual se prioriza a alteração das condições ambientais propícias ao estabelecimento e à proliferação dos espécimes. Embora o manejo ambiental seja o ponto principal do MIP, muitas vezes, há necessidade da utilização de agrotóxicos nas áreas rurais, e de desinfestantes em cidades visando à diminuição imediata das populações. Os agrotóxicos e os desinfestantes são substâncias tóxicas, em maior ou menor grau, ao homem, animais e ao ambiente. Seu uso deve ser precedido de conhecimento técnico quanto à toxicidade da molécula e os possíveis riscos à saúde e ao meio ambiente.

O agrotóxico, ou desinfestante, ideal deve eliminar os organismos-alvo sem atuar sobre os demais seres que se encontram no local, durante o intervalo de tempo necessário para sua ação, apresentar pequena mobilidade, não deixar resíduo e decompor-se em produtos inócuos ao meio. Mas na realidade esses objetivos não são atingidos por motivos diversos, tais como inadequação dos compostos utilizados àquelas condições, uso de concentrações elevadas e metodologias de aplicação incorretas, entre outras.

O destino dos agrotóxicos e dos desinfestantes no ambiente depende de fatores como as propriedades físicas e químicas do composto, a quantidade aplicada, a frequência e o modo de sua aplicação, bem como das características abióticas e bióticas do meio ambiente e das condições meteorológicas. Em função dos fatores citados e suas interações, cada produto apresenta comportamento próprio em cada ambiente.

O tempo de permanência no solo onde o agrotóxico ou o desinfestante é aplicado, ou encontrado após a aplicação, estabelece sua persistência no ambiente, podendo determinar diversas alterações no meio. Essa persistência depende da extensão dos processos de remoção físicos, químicos e biológicos, relacionados com a própria estrutura química da molécula, a forma e quantidade das aplicações do composto e as condições edáficas, tais como conteúdos de argila e matéria orgânica, dinâmica de adsorção/dessorção das partículas de solo, disponibilidade de oxigênio, temperatura, umidade, pH, entre outras. De modo geral, quanto mais longa a persistência, mais grave é o problema residual, podendo resultar em danos a organismos não alvo.

Por meio do arraste sobre a superfície do solo, e da lixiviação no perfil do solo, os agrotóxicos e ou desinfestantes podem ser transferidos e movimentarem-se nos sistemas aquáticos superficiais e subterrâneos. Dessa maneira, podem provocar intoxicação e contaminação da cadeia alimentar, seja pela ingestão da água por animais, seja pela absorção pelas raízes e contaminação de alimentos. Também podem atuar nos organismos bentônicos, que devido ao seu lento (ou ausente) deslocamento apresentam maior contato com sedimento de leitos de rios e lagos e outros corpos d'água contaminados com o composto.

Os agrotóxicos e os desinfestantes atingem o solo não somente quando são aplicados diretamente neste, mas também quando são transportados pela ação das chuvas, por deriva resultante de aplicações por pulverizações ou volatilização e através da erosão e deslocamento de partículas do solo, podendo atingir áreas vizinhas aos locais tratados. Os animais também podem atuar nesse processo, pois devido sua grande mobilidade no espaço físico permitem a transferência do composto para outras regiões, seja por meio do contato com a vegetação ou com presas contaminadas obtidas no campo tratado com o composto.

Todo composto com atividade biocida, seja agrotóxico ou desinfestante, é, em grau variável, tóxico para os organismos; exigindo para seu uso o cumprimento de normas e medidas que impeçam ou reduzam efeitos prejudiciais e deletérios. Estes compostos são responsáveis por intoxicação de seres humanos e animais expostos diretamente pela manipulação dos compostos, ou indiretamente através da ingestão de água e alimentos contaminados com eles. Essas intoxicações são agudas quando os efeitos se manifestam intensamente e em pouco tempo após a exposição a altas doses do agente; ou crônicas, geralmente de caráter ocupacional, com manifestação tardia, insidiosa e com efeitos cumulativos. Entre os fatores de risco para ocorrência desse envenenamento temos a falta de informação do risco existente na manipulação, das normas de aplicação e de medidas de proteção, e a negligência na prática diária por falta de percepção da periculosidade, notadamente na forma crônica. No estabelecimento das medidas e normas para proteção humana e animal são considerados diferentes fatores como a farmacologia da droga, o comportamento da molécula do agrotóxico no ambiente de aplicação, o tipo de dano à saúde, as doses utilizadas e os dados de exposição e de eficácia da ação agrotóxica.

Sendo esse um tema praticamente ausente na maioria dos cursos de graduação na área biológica e em engenharia sanitária e engenharia ambiental, torna-se necessário o conhecimento dos produtos agrotóxicos e desinfestantes, os grupos químicos, os ingredientes ativos e as formulações que estão sendo comercializadas e utilizadas no controle químico, tanto na área rural como nas cidades, visando à adoção de medidas preventivas quanto ao risco de contaminação ambiental e à saúde humana. Além dos dados físico-químicos dos produtos, a localização dos armazéns, depósitos e unidades de controle de pragas e vetores (públicas e privadas), as condições das edificações e de armazenamento desses produtos são essenciais para prevenção de possíveis acidentes. Outro aspecto ainda relaciona-se com o gerenciamento correto desses insumos desde o preparo, passando pela aplicação, até o descarte de resíduos de forma adequada e segura, visando proteger a saúde do trabalhador e da população possivelmente exposta.

Existem diversas metodologias para avaliação de possível contaminação do ambiente e exposição dos trabalhadores a esses compostos. De modo geral, as metodologias para avaliação da contaminação ambiental envolvem técnicas precisas, equipamentos específicos e pessoal técnico qualificado. Assim, tem-se buscado o desenvolvimento de metodologias alternativas. Nesse sentido, um tópico de especial interesse e relativamente novo refere-se ao uso de bioindicadores de contaminação ambiental por esses compostos. A seleção do bioindicador envolve o conhecimento não apenas do grupo químico e ingrediente ativo do composto, mas também sua formulação, metodologia de aplicação e, sem dúvida, das características do ambiente de aplicação.

Em vista do exposto, o livro *Segurança Ambiental no Controle Químico de Pragas e Vetores* que compõe como *Volume 1* a *Série Saúde Ambiental* procura apresentar o tema de forma clara, abordando a história da utilização dos agrotóxicos, as legislações pertinentes ao registro e indicações de uso dos agrotóxicos e desinfestantes, os principais grupos químicos e seus mecanismos de ação e as formulações mais comuns e suas metodologias de aplicação. Também são discutidos os aspectos relacionados à contaminação do ambiente e dos alimentos a partir da aplicação de agrotóxicos nas áreas agrícolas e da exposição das pessoas tanto nas áreas rurais como nas cidades. O livro ainda apresenta e discute questões referentes ao armazenamento e manipulação desses insumos, bem como as condições de descarte dos resíduos gerados. Em termos de avaliação da contaminação ambiental, procurou-se apresentar a importância do uso de bioindicadores, a metodologia de seleção dos mesmos e sua abrangência.

**_Solange Papini_**
Editora da Série

# Sumário

## Parte I. Agrotóxicos

## Parte II. Saneantes/Desinfestantes



## Parte III. Armazenamento, Transporte e Manipulação de Saneantes - Desinfestantes

## Parte IV. Bioindicadores de Contaminação do Ambiente

Parte I

# AGROTÓXICOS

# 1 O Controle de Pragas

A história do controle de pragas provavelmente começou quando o primeiro ser humano matou um mosquito ou um piolho. A partir do registro fóssil, sabemos que todas as espécies importantes como moscas e parasitas externos já existiam quando o *Homo sapiens* apareceu na terra. *Phthirus* e *Pediculus,* os dois gêneros de piolhos que se alimentam em seres humanos, têm uma gama de hospedeiros limitada aos primatas (macacos). Suspeita-se que as pulgas humanas (*pulex irritans)* e o percevejo (*cimex lectularius*) habitavam as cavernas, pois esses insetos estão estreitamente relacionados a outras espécies que vivem nos morcegos. Mas desde que nossos antepassados primitivos eram caçadores e coletores, provavelmente achavam que os insetos eram mais úteis como alimento do que causadores de incômodos ou considerados como pragas. Foi somente com o início da agricultura organizada, quando os insetos atacavam as plantações, que se reconheceu esses organismos como uma ameaça potencial a nossa própria sobrevivência.

Métodos de controle de pragas foram mencionados ocasionalmente nos escritos dos antigos chineses, sumérios e egípcios. Muitos desses métodos estavam baseados na religião ou na superstição, mas poucos tiveram o mérito científico real comprovado. Formigas predadoras, por exemplo, foram usadas na China desde 1200 a.C. para proteger os pomares de citros de lagartas e besouros. A Ilíada de Homero (século 8 a.C.) descreve o uso do fogo para conduzir os gafanhotos para o mar. Pythagoras, filósofo e matemático grego, teria eliminado a malária de uma aldeia da Sicília, no século 6 a.C., instruindo os seus habitantes a drenarem os pântanos. As substâncias químicas que supostamente matavam ou repeliam os insetos eram de uso comum. Muitas dessas substâncias eram de valor questionável, mas algumas funcionavam e estão em uso ainda hoje. Alguns compostos inorgânicos, como o enxofre e o arsênico, têm suas atividades inseticidas bem estabelecidas. A ciência moderna só recentemente reconheceu que muitos extratos de plantas utilizadas por boticários antigos como, por exemplo, óleo de limão, losna, etc., realmente apresentam atividade contra alguns insetos.

Houve pouco progresso no controle de pragas durante a Idade Média. A ignorância e a superstição abundaram nesse período. Quando a infestação de pragas se tornava uma epidemia, a Igreja, às vezes, era chamada à intervenção divina para lidar com o problema. Alguns exemplos do período medieval incluem ocorrências como, por exemplo, em 1479, um coleóptero da família *Scarabaeidae* ter sido indiciado no tribunal eclesiástico em Lausanne e condenado ao exílio, e no ano de 1476 em Berna, Suíça, lagartas (lepidopteros) foram levadas ao tribunal, declaradas culpadas, excomungadas pelo arcebispo e, em seguida banidas. Em 1485, o vigário superior de Valência ordenou que lagartas comparecessem perante ele, deu-lhes um conselho de defesa e, finalmente, condenou-as a deixar a área, e em 1488 o vigário superior de Autun, na Borgonha, ordenou que besouros da região parassem seus ataques sobre as culturas de grãos e os excomungou.

Com o Renascimento, as pessoas começaram a ver os insetos menos como um castigo de Deus e mais como membros de um mundo natural que poderiam ser estudados e controlados. Desde então, observações mais precisas da história natural e do comportamento dos insetos conduziram a práticas de controle mais criativas. O controle manual de pragas foi amplamente utilizado inicialmente, porém, práticas de controle cultural, controle físico e controle químico também foram aplicadas.

Desde o final de 1800, entomologistas e químicos têm feito notável progresso na tecnologia de controle de pragas. Hoje a diversidade de métodos de controle é grande e diversificada, abrangendo métodos legais, culturais, físicos, genéticos e biológicos, além dos agrotóxicos químicos já amplamente conhecidos. Em geral, todos esses métodos de controle atuam em pelo menos uma das seguintes formas:

- matam as pragas diretamente, geralmente por exposição a substâncias letais ou inadequadas condições ambientais;
- reduzem o potencial reprodutivo de uma população de pragas, muitas vezes, modificando seu ambiente (biótico ou abiótico) ou restringindo seu movimento;
- modificam o comportamento da praga para torná-lo menos problemático, atraindo-a, repelindo-a, confundindo-a, excluindo-a e induzindo-a ao erro.

Na entomologia agrícola, praga é todo indivíduo (insetos, ácaros, entre outros) que causa danos às plantas cultivadas. O número de espécies de insetos descritas é estimado em aproximadamente um milhão, das quais cerca de apenas 10% são pragas, prejudicando plantas, animais domésticos e o próprio homem. A importância dos insetos como pragas aparece junto com o início da prática agrícola, iniciada há aproximadamente 10.000 anos no Crescente Fértil da Mesopotâmia, parte da região onde hoje se localiza o Iraque, a Turquia, a Síria e a Jordânia, na qual sementes comestíveis foram coletadas inicialmente por *hunter/gatherers*, isso é, caçadores/coletores cuja população tinha como principal meio de subsistência a obtenção direta de plantas e animais do meio selvagem para alimentação. Assim, o cultivo de trigo, cevada, ervilhas, lentilhas, grão-debico prosseguiu se seguiu à medida que a população se tornava mais estável e a agricultura se tornou o seu modo de vida. Da mesma forma, Na China, o arroz e o milho foram domesticados, e há cerca de 7.500 anos, o arroz e o sorgo já eram cultivados na região de Sahel na África. Culturas locais foram domesticadas independentemente na África Ocidental e, possivelmente, na Nova Guiné e Etiópia. Três regiões das Américas domesticaram de forma independente o milho, abóbora, batata e girassol.

# 2 Início da Atividade Agrícola de Forma Sistemática e a Primeira Revolução Agrícola

O período Neolítico, também conhecido como "Revolução Agrícola", ocorreu, como já foi dito, na região do Crescente Fértil, em ampla faixa de terras que abrangia desde o Rio Nilo até o lugar onde se encontram os rios Tigre e Eufrates, região do Oriente Médio onde hoje se localiza Israel, Cisjordânia e Líbano, bem como partes da Jordânia, da Síria, do Iraque, do Egito e do sudeste da Turquia. Assim, a agricultura surgiu numa faixa não muito grande de terra fértil, iniciou-se por meio de em um grupo específico de seres humanos e depois se espalhou pelo mundo. Caracterizou-se pelo estabelecimento da sedentarização dos principais grupos humanos e pela multiplicação das aldeias, que garantiam assim maior segurança aos seus habitantes, o que permitiu ao homem se estabelecer num lugar, deixando de ser nômade e avançar sua tecnologia. A partir de então o progresso das técnicas agrícolas tornou as colheitas mais abundantes, favorecendo o aumento populacional. Esse período pré-histórico, também chamado de Idade da Pedra Polida, iniciou-se aproximadamente em 10.000 a.C. e prolongou-se até 4.000 a.C. As grandes transformações que ocorreram nesse período reformularam profundamente a forma de viver dos grupos humanos, tanto com o desenvolvimento da agricultura como com a domesticação de animais.

Com o passar dos séculos, o aprimoramento dessas técnicas agrícolas e a sedentarização permitiram uma dieta alimentar mais rica e um expressivo crescimento dos grupos humanos. Alguns pesquisadores entendem que em decorrência do desenvolvimento da agricultura, no início da era cristã, o número de seres humanos havia crescido até aproximadamente 130 milhões, distribuídos por todo o mundo. Um período de cerca de 8.000 anos representou um aumento de aproximadamente 25 vezes no tamanho da população. Por volta de 1650 a população mundial era de 500 milhões, já com muita gente vivendo em centros urbanos. A partir do século dezessete, a taxa de natalidade humana permaneceu praticamente imutável, porém, a taxa de mortalidade declinou de forma abrupta, propiciando um crescimento sem precedentes da população mundial e atingindo quase 1,2 bilhão de pessoas por volta de 1850. As culturas sofriam com as pragas e doenças que causavam grande perda na produtividade, o que representava sempre a possibilidade de fome para a população. Mesmo hoje, com avanços nas ciências agrícolas, as perdas na agricultura são estimadas entre 10 e 90%, com uma média de 35 a 40%, devido a pragas e doenças. Assim, sempre existiu um grande desafio para se encontrar formas de superar os problemas causados por pragas e doenças na agricultura de forma a aumentar sua produtividade.

O crescimento populacional e a queda da fertilidade dos solos utilizados após anos de sucessivas culturas na Europa causaram, entre outros problemas, a escassez de alimentos. Nesse sentido, por volta dos séculos XVIII e XIX, intensificaram-se a adoção de sistemas de rotação de culturas com plantas forrageiras (capim e leguminosas) e as atividades de pecuária e agricultura se integraram. Essa fase é conhecida como Primeira Revolução Agrícola, quando simultaneamente começou o desenvolvimento da ciência e da tecnologia agrícolas. Juntamente com o processo de industrialização, mudanças marcantes emergiram nas vidas dos seres humanos, bem como nas suas relações com o mundo natural.

Já em 1950, o número da população mundial tinha dobrado, atingindo aproximadamente 2,5 bilhões de seres humanos. Desde então o crescimento foi espantoso. Em 1970, já eramos mais de 3,5 bilhões e, em 1990, ultrapassamos os 5 bilhões de habitantes no planeta, hoje já estamos em 7 bilhões de pessoas. A Figura 2.1 mostra o crescimento populacional ao longo da história.

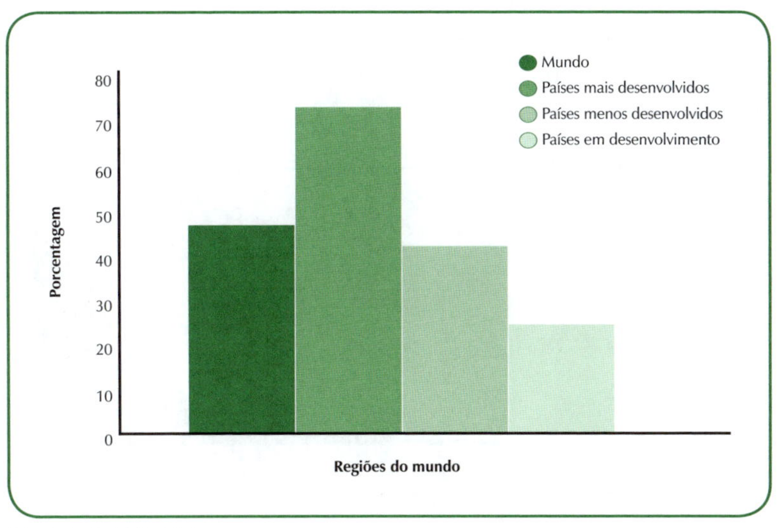


**Adaptado de:** PRB, 2009.

**Figura 2.1** - Porcentagem da população residente em áreas urbanas em diferentes regiões do mundo.

Ao longo da história, a população humana viveu um estilo de vida rural, dependente da agricultura e da caça para sua sobrevivência. Em 1800, apenas 3% da população mundial vivia em áreas urbanas. Em 1900, quase 14% das pessoas eram urbanas, embora apenas 12 cidades tivessem população de 1.000.000 habitantes ou mais. Em 1950, 30% da população mundial residia em grandes centros urbanos e o número de cidades com mais de 1 milhão de pessoas havia aumentado para 83.

O mundo tem experimentado um crescimento urbano sem precedentes nas últimas décadas. Em 2008, pela primeira vez, a população mundial estava igualmente dividida entre as áreas urbana e rural. Havia mais de 400 cidades com mais de 1 milhão de habitantes e 19 delas com mais de 10 milhões.

Nações mais desenvolvidas apresentam até 74% de pessoas morando em áreas urbanas contra 44% dos moradores dos países menos desenvolvidos (Figura 2.2). No entanto, a urbanização está ocorrendo rapidamente em muitos países menos desenvolvidos. Espera-se que 70% da população mundial estejam residindo em áreas urbanas até 2050 e que a maior parte do crescimento urbano venha a ocorrer em países menos desenvolvidos.

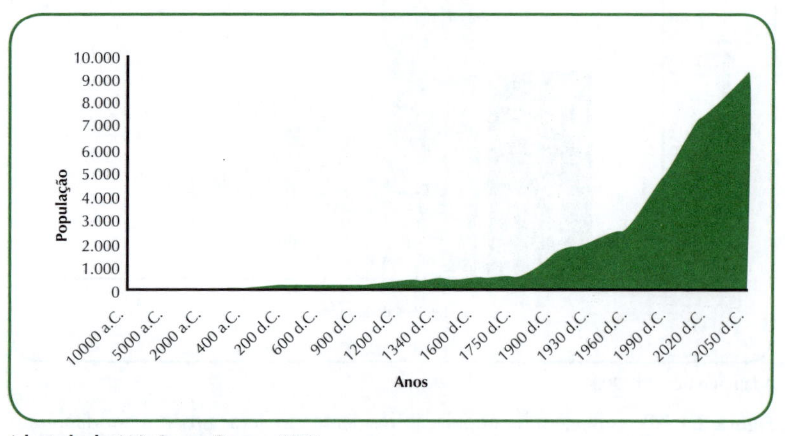


**Adaptado de:** U.S. Census Bureau, 2010.

**Figura 2.2** - Evolução da população mundial ao longo da história.

# 3 A Segunda Revolução Agrícola ou Revolução Verde

A produção de grãos sempre foi determinante para alimentar a crescente população humana. Os índices de produtividade agrícola têm sido crescentes desde o advento da revolução agrícola e possibilitaram o desenvolvimento urbano de hoje, mesmo com a diminuição do número de agricultores no campo. Em 1798, Thomas Malthus, economista clássico britânico, autor do livro "*Um ensaio sobre o princípio da população na medida em que afeta o melhoramento futuro da sociedade*", defendeu a tese, segundo a qual "*há uma constante tendência em todas as formas de vida animada a crescer além dos estoques de alimentação disponíveis para ela*".

Com base na afirmação de que a população cresce numa progressão geométrica, duplicando-se a cada 25 anos, enquanto a produção de alimentos cresce em progressão aritmética até atingir um limite superior ditado pela quantidade de terras aráveis disponíveis, Malthus concluiu que, se não reprimido pelos métodos de voluntariado, o crescimento da população acabaria por ultrapassar a capacidade de produzir alimentos, levando à fome e à guerra como meio de controle populacional.

Desde 1800, quando a população mundial era de apenas 900 milhões de habitantes, o número tem dobrado a cada 70 anos. Esse crescimento foi mais lento do que Malthus imaginava que era de duplicar a cada 25 anos. Felizmente, a produção de alimentos tem sido capaz de alimentar a população mundial por causa de vários fatores imprevistos por Malthus. Ao fazer suas previsões Malthus não levou em consideração os possíveis avanços tecnológicos que ocorreriam nos séculos seguintes e concluiu equivocadamente que uma proporção cada vez maior da humanidade haveria de passar fome.

Assim, transcorridos 210 anos do ensaio de Malthus, as previsões malthusianas não se concretizaram. As fomes coletivas não aconteceram, apesar do aumento substancial da população na Terra, desde que escreveu sua frase (hoje são mais de 6 bilhões de habitantes e a população continua crescendo). A escassez de alimentos em algumas partes do mundo ainda ocorre, é claro, mas não em razão de uma discrepância mundial entre número de habitantes e quantidade de comida e sim por conta da má distribuição de riquezas e do acesso restrito das populações mais carentes aos alimentos produzidos.

No século XX a oferta de alimentos cresceu exponencialmente e não linearmente. Os agricultores aumentaram a produtividade agrícola. Meios de transporte mais sofisticados foram utilizados na distribuição dos alimentos, diminuindo as perdas e reduzindo os danos causados por pragas. Nascia nesse período a chamada Revolução Verde, liderada pelo cientista americano Norman Ernest Borlaug (1914 a 2009), prêmio Nobel da paz em 1970. Uma revolução sem precedentes na história, baseada no tripé Químico-Mecânico-Biológico, isso é, uso de fertilizantes, agrotóxicos, irrigação e mecanização e outros, na sua fase inicial e, atualmente, com a engenharia genética e a biotecnologia. Esse novo modelo produtivista disponibilizou aos agricultores fortes aliados para aumentarem sua produção e expandi-la para mais consumidores, de maneira a produzirem cada vez mais alimentos para a população mundial. Como exemplos da Revolução Verde, verificamos que a produção de arroz e de trigo no mundo inteiro se multiplicou por um fator de 2,5 desde 1950 e um aumento de 10 vezes na produção de alimentos nos últimos 200 anos.

Entretanto, alguns pesquisadores observaram que o aumento da produtividade, devido ao processo chamado de Revolução Verde, tem um alto custo ambiental e social e ainda não equacionou o problema da fome. A expansão da monocultura, a concentração de terras, o alto gasto energético devido ao consumo de agrotóxicos, adubos e mecanização e a não valorização da biodiversidade funcional nos agroecossistemas, bem como a expulsão do homem do campo apontam para a insustentabilidade desse modelo de produção agrícola.

Além disso, o uso intensivo de agrotóxicos, uma constante do modelo produtivista, tem acarretado inúmeros impactos negativos ao ambiente. Antes do aparecimento dos primeiros inseticidas sintéticos, como o DDT, os ácaros não eram citados como pragas de importância agrícola. A partir da utilização intensiva dos inseticidas sintéticos passaram a figurar como pragas de importância econômica, o que levou ao desenvolvimento e à utilização de agrotóxicos específicos para o seu controle, os acaricidas.

Além do aumento do número de pragas, a resistência dos insetos aos produtos utilizados no seu controle vem aumentando, obrigando ao aumento no volume e no número de vezes que são aplicados, mesmo com a descoberta de novas moléculas.

A Revolução Verde, apesar de avanços significativos no aumento da produção de alimentos, parece não garantir segundo esses pesquisadores o equilíbrio entre a qualidade do meio ambiente, a qualidade dos alimentos e a necessidade de maior produção de alimentos.

São urgentes e necessárias, portanto, alternativas que mudem o enfoque do modo de produção, que busquem a máxima eficiência mantendo a estabilidade do meio ambiente, a qualidade dos alimentos e promovam a saúde dos trabalhadores e consumidores. O uso excessivo de produtos químicos causa riscos à saúde do trabalhador, impactos negativos no ambiente e na produtividade, esses aspectos requerem soluções que encontrem uma combinação de tecnologias que possam garantir uma maior produtividade juntamente com a agricultura sustentável e ao mesmo tempo rentável.

Assim, a nova prática na agricultura deve estimular um modelo agrícola socialmente justo, ecologicamente equilibrado e que leve em consideração as especificidades socioeconômicas e culturais de cada região, respeitando as diferenças ambientais. Portanto, se continuarmos a consumir uma quantidade desmedida de energia, se reduzirmos e contaminarmos as reservas de água do subsolo, destruirmos as florestas restantes, aumentarmos a emissão de gases com efeito estufa o fantasma de Malthus dirá que suas previsões estavam corretas e que os impactos esperados simplesmente estão sendo adiados.

# 4 História do Uso de Agrotóxicos ou Pesticidas

A maioria dos métodos empregados no controle de pragas pode ser dividida em dois grupos: controles naturais e controles artificiais. Controle natural pode ser o manejo de qualquer fator ambiental que mantenha a população da praga abaixo do nível de dano econômico. Os exemplos podem incluir barreiras geográficas, temperaturas frias, inimigos naturais, etc. Controles artificiais, por outro lado, empregam produtos ou processos de origem humana para modificar a distribuição, o comportamento e a fisiologia de uma praga como, por exemplo, a utilização de compostos químicos sintéticos.

A utilização de agrotóxicos remonta ao início da agricultura. As antigas civilizações grega, romana e chinesa já utilizavam o enxofre para controlar insetos há cerca de 3.000 anos atrás.

Historiadores atribuem ao período de Homero (1000 a.C.) as primeiras utilizações de inseticidas, entretanto, foi no primeiro século d.C. (23 a 79) que Plínio – o Ancião, em sua *Historia Naturalis,* descreve um resumo de práticas de controle de pragas, extraídas da literatura grega, as quais datam do ano 70 a.C. e faz referência à utilização de óleo crú para o controle de insetos. Já no século XVI, os agricultores chineses usavam como inseticidas arsenicais e nicotina na forma de extratos de tabaco. A utilização de um pó derivado de flores de piretro data de 1697, quando asiáticos sabiam do poder inseticida de espécies da planta do gênero *pyrethrum*. Porém, o primeiro marco na história dos inseticidas sintéticos se dá com a descoberta do querosene e o verde de Paris, que deram início à era da aplicação em larga escala de inseticidas químicos para controle de insetos e pragas. A calda bordalesa, mistura de sulfato de cobre e cal hidratada, foi usada pela primeira vez por volta de 1882 na França, para controlar uma doença da videira. Os agricultores da região de Bordeaux pulverizavam as suas parreiras com água de cal para controlar as doenças de suas plantas e constataram que o controle era mais eficiente quando a água de cal era preparada em vasilhas de cobre. A preparação foi descrita pela primeira vez em 1885, por um professor de química em Bordeaux.

Faraday sintetizou em 1825 o BHC (hexaclorociclohexano – HCH ou BHC) em 1825, sendo que suas propriedades inseticidas foram descobertas entre 1933 e 1942 por pesquisadores americanos, franceses e ingleses.

Entre 1900 e 1950, o ácido sulfúrico, o nitrato de cobre e os sais de potássio fá foram amplamente utilizados e soluções de arsenito de sódio foram já usadas como um herbicida padrão em grandes quantidades.

Entre 1913 e 1939 foram sintetizados os primeiros de alguns fungicidas ditiocarbamatos utilizados nos Estados Unidos. Em 1939, o DDT (diclorodifeniltricloroetano), sintetizado pela primeira vez em 1874 pelo químico alemão Zeidler, teve seu potencial inseticida relatado na Suíça, levando à síntese de milhares de produtos químicos organoclorados. Esses agrotóxicos incluem os derivados clorados do difenil etano, onde se inclui o DDT, seus metabólitos DDE e DDD, e o metoxicloro, o hexaclorobenzeno (HCB), o grupo dos hexaclorociclohexanos (α-HCH, β-HCH, δ-HCH e γ-HCH ou lindano), o grupo dos ciclodienos (aldrin, dieldrin, endrin, clordano, nonaclor, heptaclor e heptaclor-epóxido) e os hidrocarbonetos clorados (dodecacloro, toxafeno e clordecano). As propriedades inseticidas do DDT foram descobertas pelo entomologista suíço Paul Müller, o que lhe valeu o Prêmio Nobel da Medicina em 1948, devido ao uso no combate à malária.

Em 1942 Scharader sintetizou o primeiro organofosforado denominado Shradan, um gás para ser utilizado na guerra e que, após a guerra, teve seu uso como agrotóxico. Em 1950, o inseticida organofosforado malathion é introduzido no mercado.

O DDT, em 1961, possuía registro para uso em 34 culturas diferentes e a partir de então a utilização de agrotóxicos aumentou dramaticamente.

O uso do DDT como inseticida, os fenoxi derivados do ácido acético como herbicidas, os organofosforados, e algum tempo depois, os carbamatos como inseticidas e o agrotóxico thiram como fungicida marcaram, pelo menos em termos de atividade seletiva, um salto no progresso do controle de pragas. Alguns desses agrotóxicos logo se tornaram também símbolos do mau uso e de riscos potenciais associados à sua aplicação generalizada na agricultura.

Em 1962, Rachel Louise Carson bióloga-zoóloga e escritora norte-americana, publicou o livro "Primavera Silenciosa" (*Silent Spring*), reconhecido como o principal impulsionador do movimento global sobre defesa do meio ambiente. O livro, que marcou o início da revolução ecológica nos Estados Unidos, traz uma série de advertências sobre a utilização dos agrotóxicos. Ainda hoje a obra é considerada uma das mais importantes do século, e foi a primeira a detalhar os efeitos adversos dos agrotóxicos, iniciando o debate acerca das implicações da atividade humana sobre o ambiente e o custo ambiental dessa contaminação para a sociedade. Ainda atentava para o fato de que a utilização de produtos químicos para controlar pragas e doenças estava interferindo com as defesas naturais do próprio ambiente natural. A autora advertia: "*nós permitimos que esses produtos químicos fossem utilizados com pouca ou nenhuma pesquisa prévia sobre seu efeito no solo, na água, animais selvagens e sobre o próprio homem*".

A publicação de "Primavera Silenciosa" tornou os problemas gerados pelo uso indiscriminado de agrotóxicos de conhecimento do público em geral. O potencial de bioacumulação dos agrotóxicos e a toxicidade em longo prazo tornaram-se amplamente reconhecidos e a resistência de pragas se tornou cada vez mais evidente. O livro marcou também uma nova abordagem na avaliação de risco e segurança na utilização de agrotóxicos por parte dos agricultores, da indústria e das agências governamentais de proteção à saúde e ao meio ambiente, ajudando a desencadear uma mudança de postura dos Estados Unidos e de outros países.

Os agrotóxicos são, por definição, tóxicos para os organismo-alvo, ou seja, plantas invasoras, organismos patógenos e insetos. No entanto, alguns agrotóxicos podem ter efeitos nocivos também às pessoas, aos animais e ao ambiente.

Por outro lado, os progressos na proteção de plantas têm sido extraordinários nos últimos 60 anos, não só pela descoberta de novos e seletivos produtos químicos, mas também em relação ao comportamento desses produtos no ambiente, em relação aos resíduos deixados nas culturas e o potencial de toxicidade para o homem.

Devido a uma série de fatores incluindo o aumento da resistência dos insetos, o desenvolvimento de produtos alternativos mais eficazes, a crescente preocupação do público e do usuário sobre efeitos colaterais ambientais adversos e a restrição do governo norte-americano ao uso do DDT desde 1969, os agricultores deixaram de utilizar o DDT e outros compostos organoclorados em favor dos organofosforados e carbamatos, que embora mais tóxicos, são menos persistentes no ambiente.

A utilização generalizada do inseticida DDT foi proibida nos Estados Unidos em 14 de junho de 1972, quando William D. Ruckelshaus, administrador da Agência de Proteção Ambiental (EPA) emitiu uma ordem terminando com quase três décadas de aplicação do inseticida. Entretanto, a Organização Mundial de Saúde (OMS) ainda se reserva o direito de utilizar o DDT em surtos particularmente virulentos de malária. No Brasil, o uso do DDT foi proibido para utilização na agricultura em 1985. No entanto, a Fundação Nacional de Saúde (FUNASA) adotou medidas de supressão do uso do DDT em programas de saúde pública somente no ano de 1997.

Entre os anos 1970 e 1980 se viu a introdução do herbicida glifosato, os herbicidas derivados da sulfonilurea, as imidazolinonas, as dinitroanilinas e dos herbicidas pertencentes aos grupos químicos das ciclo-hexanidionas e ariloxifenoxi-propionato. Como muitos dos agrotóxicos introduzidos nessa época tinham um único modo de ação, tornando-os mais seletivos, os problemas com a resistência de pragas ocorreram e estratégias de gestão foram introduzidas para combater esse efeito negativo.

Em 1990, novos membros de famílias dos agrotóxicos existentes com maior seletividade e melhor perfil ambiental e toxicológico foram desenvolvidos. Muitos desses novos agrotóxicos passaram a ser utilizados em gramas por hectare, ao invés de quilogramas por hectare.

Nesse período, pudemos ver também o surgimento de produtos mais seguros ambientalmente, a utilização de sistemas de manejo integrado de pragas, o emprego de cultivos geneticamente modificados destinados a produzir seus próprios inseticidas ou apresentarem resistência a produtos herbicidas de largo espectro ou pragas. Essas mudanças alteraram a natureza do controle de pragas e têm o potencial de reduzir e/ou alterar a natureza dos agrotóxicos utilizados.

# Legislação e Registro de Agrotóxicos

# 5

Com a promulgação da Lei 7.802, em 11 de julho de 1989, pode-se dizer que o Brasil passou a ter uma das melhores legislações sobre as exigências de qualidade para produtos agrícolas, o que era uma demanda do mercado em âmbito doméstico e internacional. A Lei 7.802 *dispõe sobre a pesquisa, a experimentação, a produção, a embalagem e rotulagem, o transporte, o armazenamento, a comercialização, a propaganda comercial, a utilização, a importação, a exportação, o destino final dos resíduos e embalagens, o registro, a classificação, o controle, a inspeção e a fiscalização de agrotóxicos, seus componentes e afins, e dá outras providências*, e foi regulamentada pelos decretos 4.074, de 04 de janeiro de 2002, e 5.981 de 06 de dezembro de 2006. Anteriormente à Lei 7.802, a legislação que regulamentava o setor tinha como base o Decreto 24.114 de abril de 1934, quando os agrotóxicos organossintéticos ainda não eram utilizados.

Para os efeitos dessa Lei, alterada pela Lei 9.974, de 6 de junho de 2000, consideram-se:

- agrotóxicos e afins:
  - os produtos e os agentes de processos físicos, químicos ou biológicos, destinados ao uso nos setores de produ-

ção, no armazenamento e beneficiamento de produtos agrícolas, nas pastagens, na proteção de florestas, nativas ou implantadas, e de outros ecossistemas e também de ambientes urbanos, hídricos e industriais, cuja finalidade seja alterar a composição da flora ou da fauna, a fim de preservá-las da ação danosa de seres vivos considerados nocivos;

  - substâncias e produtos, empregados como desfolhantes, dessecantes, estimuladores e inibidores de crescimento.

- componentes: os princípios ativos, os produtos técnicos, suas matérias-primas, os ingredientes inertes e aditivos usados na fabricação de agrotóxicos e afins.

Essa definição exclui fertilizantes e produtos químicos administrados a animais para estimular o crescimento ou modificar o comportamento reprodutivo. O termo "agrotóxico" ao invés de "defensivo agrícola" passou a ser utilizado no Brasil para denominar os venenos agrícolas após grande mobilização da sociedade civil. Mais do que uma simples mudança da terminologia, esse termo coloca em evidência a toxicidade desses produtos para o meio ambiente e para a saúde humana. São ainda genericamente denominados praguicidas ou pesticidas.

A Lei 7.802/89 exige o registro prévio dos agrotóxicos para sua produção, importação, exportação ou comercialização, de acordo com os requisitos e diretrizes dos órgãos federais responsáveis pelos setores da saúde, do meio ambiente e da agricultura. Com essa Lei, os órgãos da saúde e do meio ambiente ficaram definitivamente parceiros daqueles da agricultura na concessão do registro e passaram a ser responsáveis pelas avaliações de toxicologia humana e ambiental, respectivamente. Essa Lei forneceu uma grande contribuição, no sentido de se assegurar a qualidade, a eficiência e a segurança dos produtos utilizados na defesa sanitária vegetal. A nova estrutura de registro dos agrotóxicos passou a ser dividida pelos Ministérios da

Agricultura, da Saúde e do Meio Ambiente. Ao Ministério da Agricultura coube a avaliação do desempenho agronômico do produto, ao da Saúde a avaliação toxicológica e ao do Meio Ambiente a avaliação ambiental.

O Decreto 4.074, de 2002, que regulamenta a Lei 7.802/89 introduziu um importante conceito – o de produto equivalente – que está sujeito a procedimentos mais simples de registro que os exigidos para o registro de um novo produto. Foram criados o *produto formulado equivalente* e o *produto técnico equivalente.* A diferença entre os dois é sutil, mas significativa:

- o produto formulado equivalente "possui a mesma indicação de uso, produtos técnicos equivalentes entre si, a mesma composição qualitativa e cuja variação quantitativa de seus componentes não o leve a expressar diferença no perfil toxicológico e ecotoxicológico frente ao do produto de referência" já registrado no país;
- o produto técnico equivalente "tem o mesmo ingrediente ativo de outro produto técnico já registrado, cujo teor, bem como o conteúdo de impurezas presentes, não variem a ponto de alterar seu perfil toxicológico e ecotoxicológico".

A Lei 9.974 de 2000 alterou a Lei 7.802 de 11 de julho de 1989, e regulamentou mais detalhadamente questões importantes como a das embalagens e acondicionamentos de agrotóxicos, fontes de grandes intoxicações e contaminações ambientais e humanas; as empresas de fracionamento e reembalagem desses produtos; rótulos e bulas; propaganda; fiscalização e a responsabilidade civil e penal por danos causados à saúde das pessoas e ao meio ambiente, para o profissional prescritor, o usuário, o comerciante, o titular do registro, o produtor e o empregador.

Na questão das embalagens vazias de agrotóxicos a nova legislação federal disciplinou a destinação final de embalagens e determinou as responsabilidades para o agricultor, o revendedor e para o fabricante. O não cumprimento dessas responsabilidades poderá implicar em penalidades previstas na legislação específica e na lei de crimes ambientais (Lei 9.605 de 13/02/1998) com multas e até pena de reclusão. Quando não havia programa de recolhimento de embalagens e nem legislação específica sobre o assunto elas eram enterradas, queimadas ou jogadas em rios. Essas práticas são nocivas ao meio ambiente e aos seres vivos.

Atualmente, o Brasil segue líder mundial no recolhimento de embalagens de agrotóxicos. Em 2009, foram recolhidas aproximadamente 28,7 mil toneladas de embalagens utilizadas de agrotóxicos, sendo que 94% das embalagens plásticas foram coletadas. As embalagens são recicladas após descontaminação, gerando 14 diferentes produtos, e as embalagens contaminadas são incineradas. Apesar de 6% dos recipientes provavelmente ainda estarem em contato com a natureza, podendo causar danos à saúde humana e animal e ao meio ambiente, a taxa de recolhimento é bem superior à de outros países. Canadá, Estados Unidos e Japão têm índices de recolhimento entre 20 e 30%.

Desde 2002, quando entrou em funcionamento o Instituto Nacional de Processamento de Embalagens Vazias (INPEV), que é a instituição que gerencia a destinação adequada de embalagens vazias dos agrotóxicos, dispondo de 412 unidades de recebimento. Desde então, o país já recolheu mais de 136 mil toneladas de recipientes usados.

Pela legislação o agricultor tem o prazo de até um ano, contado a partir da compra dos produtos, para devolver todas as embalagens vazias, junto com as tampas e rótulos, na unidade de recebimento indicada na nota fiscal de compra do produto. O comprovante de entrega das embalagens deve ser mantido por um ano para fins de fiscalização. Caso sobre produto na embalagem o agricultor poderá devolvê-lo até 6 meses após o vencimento.

A Resolução nº 334/2003, do Conselho Nacional do Meio Ambiente (CONAMA), dispõe sobre os procedimentos de licenciamento ambiental de estabelecimentos destinados ao recebimento de embalagens vazias de agrotóxicos, enquanto a Resolução nº 420/2004, da Agência Nacional de Transportes Terrestres (ANTT) descaracteriza as embalagens vazias de agrotóxicos como resíduos perigosos para efeito de transporte em todo o país, desde que submetidas a processos de lavagem.

A partir da publicação do livro "Primavera Silenciosa" os debates sobre os benefícios e a nocividade dos agrotóxicos continuaram e a legislação vem se tornando cada vez mais exigente. Muitas substâncias foram proibidas a partir desses debates e de conhecimentos sobre danos causados à saúde e ao meio ambiente.

# Classificação dos Agrotóxicos

# 6

Cronologicamente, segundo seu aparecimento e desenvolvimento, os agrotóxicos podem ser classificados de acordo com uma sucessão de gerações, sendo que na primeira geração temos:

- compostos inorgânicos como enxofre, arsênico, fluoretos, etc.;
- compostos botânicos como nicotina, piretrinas naturais, etc;
- compostos organominerais como, por exemplo, os óleos minerais.

Na segunda geração se encontram os compostos provenientes de síntese orgânica:

- compostos organossintéticos como brometo de metila, fosfina, etc.;
- compostos organofosforados;
- os carbamatos e os piretroides.

Na terceira geração, temos os compostos microbianos e os análogos de feromônios sexuais de insetos pragas. Na quarta geração podem ser citados os hormônios juvenis e na quinta geração, os anti-hormônios vegetais e micro-organismos.

A classificação dos agrotóxicos pode ainda ser feita de várias formas como, por exemplo, em relação aos organismos-alvo preferenciais sendo classificados como: inseticidas, herbicidas, fungicidas, acaricidas, rodenticidas, etc. Os inseticidas são utilizados para controle de insetos, fungicidas para controle de fungos, herbicidas para controle de plantas invasoras e desfolhantes para controle de folhas indesejáveis, rodenticidas ou raticidas para controle de roedores, nematicidas para controle de nematoides e acaricidas para controle de ácaros.

Em relação ao grupo químico podemos classificar os agrotóxicos como: organoclorados, organofosforados, carbamatos, piretroides, triazinas, derivados da ureia, fenoxi-derivados, etc.

O risco de uma substância química é uma função de dois fatores: a exposição e a toxidade. A toxidade dos agrotóxicos e de suas formulações comerciais é avaliada através de vários parâmetros, com normas e critérios rígidos, definidos por órgãos oficiais. Quanto a sua toxicidade os agrotóxicos podem ser classificados, segundo a Organização Mundial da Saúde (OMS), com base na dose letal aguda, oral ou dérmica, para ratos, que representa a dose em miligrama do composto por quilograma de peso corpóreo do animal necessária para matar 50% de um grupo de ratos em experimentação ($DL_{50}$).

Como comentado anteriormente, segundo a atual legislação, compete ao Ministério da Agricultura, Pecuária e Abastecimento realizar a avaliação de eficácia agronômica, ao Ministério da Saúde de executar a avaliação e classificação toxicológica e ao Ministério do Meio Ambiente avaliar e classificar o potencial de periculosidade ambiental.

# 7 Critérios para a Classificação Toxicológica

Segundo a Agência Nacional de Vigilância Sanitária (ANVISA), os produtos agrotóxicos, seus componentes e afins que comprovarem através de dados validados serem teratogênicos, carcinogênicos ou mutagênicos não receberão classificação toxicológica. Os produtos agrotóxicos e afins que formulados provocarem corrosão, ulceração ou opacidade irreversível na córnea, dentro de 7 dias após a aplicação nas conjuntivas dos animais testados, serão submetidos a estudo especial para concessão ou não de classificação toxicológica.

Enquadram-se como produtos agrotóxicos da *Classe I - Extremamente tóxico* (faixa vermelha no rótulo da embalagem):

- as formulações líquidas que apresentam $DL_{50}$ oral para ratos igual ou inferior a 20 mg/kg;
- as formulações sólidas que apresentam $DL_{50}$ oral para ratos igual ou inferior a 5 mg/kg;
- as formulações líquidas que apresentam $DL_{50}$ dérmica para ratos igual ou inferior a 40 mg/kg;

- as formulações sólidas que apresentam $DL_{50}$ dérmica para ratos igual ou inferior a 10 mg/kg;
- as formulações que provocam opacidade na córnea reversível ou não dentro de 7 dias, ou irritação persistente nas mucosas oculares dos animais testados;
- as formulações que provocam ulceração ou corrosão na pele dos animais testados;
- os produtos, ainda em fase de desenvolvimento, a serem pesquisados ou experimentados no Brasil;
- as formulações que possuam CL 50 inalatória para ratos igual ou inferior a 0,2 mg/L de ar por uma hora de exposição.

Enquadram-se como produtos agrotóxicos da *Classe II - Altamente tóxico* (faixa amarela no rótulo):

- as formulações líquidas que apresentam $DL_{50}$ oral para ratos superiores a 20 mg/kg e até 200 mg/kg, inclusive;
- as formulações sólidas que apresentam $DL_{50}$ oral para ratos superiores a 5 mg/kg e até 50 mg/kg, inclusive;
- as formulações líquidas que apresentam $DL_{50}$ dérmica para ratos superior a 40 mg/kg e até 400 mg/kg, inclusive;
- as formulações sólidas que apresentam $DL_{50}$ dérmica para ratos superior a 10 mg/kg e até 100 mg/kg, inclusive;
- as formulações que não apresentam de modo algum opacidade na córnea, bem como aquelas que apresentam irritação reversível dentro de 7 dias nas mucosas oculares de animais testados;
- as formulações que provocam irritação severa, ou seja, obtenham um escore igual ou superior a 5, segundo método de Draize e colaboradores, na pele de animais testados;
- as formulações que possuam $CL_{50}$ inalatória para ratos superior a 0,2 mg/L de ar por uma hora de exposição, e até 2 mg/L de ar por uma hora de exposição, inclusive.

Enquadram-se como produtos agrotóxicos da *Classe III - Medianamente tóxico* (faixa azul no rótulo):

- as formulações líquidas que apresentam $DL_{50}$ oral para ratos superior a 200 mg/kg e até 2.000 mg/kg, inclusive;
- as formulações sólidas que apresentam $DL_{50}$ oral para ratos superior a 50 mg/kg e até 500 mg/kg, inclusive;
- as formulações líquidas que apresentam $DL_{50}$ dérmica para ratos superior a 400 mg/kg e até 4.000 mg/kg, inclusive;
- as formulações sólidas que apresentam $DL_{50}$ dérmica para ratos superior a 100 mg/kg e até 1.000 mg/kg, inclusive;
- as formulações que não apresentam, de modo algum, opacidade na córnea e aquelas que apresentam irritação reversível dentro de 72 horas nas mucosas oculares dos animais testados;
- as formulações que provocam irritação moderada ou um escore igual ou superior a 3 e até 5, segundo o método de Draize e colaboradores, na pele dos animais testados;
- as formulações que possuem $CL_{50}$ inalatória para ratos superior a 2 mg/L de ar por uma hora de exposição e até 20 mg/L de ar por uma hora de exposição, inclusive.

Enquadram-se como produtos agrotóxicos da *Classe IV - Pouco tóxico* (faixa verde no rótulo):

- as formulações líquidas que apresentam $DL_{50}$ oral para ratos superior a 2.000 mg/kg;
- as formulações sólidas que apresentam $DL_{50}$ oral para ratos superior a 500 mg/kg, inclusive;
- as formulações líquidas que apresentam $DL_{50}$ dérmica para ratos superior a 4.000 mg/kg;
- as formulações sólidas que apresentam $DL_{50}$ dérmica para ratos superior a 1.000 mg/kg;
- as formulações que não apresentam, de modo algum, opacidade na córnea e aquelas que apresentam irritação leve,

reversível dentro de 24 horas, nas mucosas oculares dos animais testados;

- as formulações que provocam irritação leve ou um escore inferior a 3, segundo o método de Draize e colaboradores, na pele dos animais testados;
- as formulações que possuem $CL_{50}$ inalatória para ratos superior a 20 mg/L de ar por hora de exposição.

# Potencial de Periculosidade Ambiental dos Agrotóxicos (PPA)

# 8

A competência para avaliar o comportamento ambiental dos agrotóxicos e estabelecer suas classificações quanto ao Potencial de Periculosidade Ambiental (PPA) é do Ministério do Meio Ambiente, conforme definido na Lei dos Agrotóxicos. Cabe, portanto, ao Ministério do Meio Ambiente:

- avaliar os agrotóxicos e afins destinados ao uso em ambientes hídricos, na proteção de florestas nativas e de outros ecossistemas, quanto à eficiência do produto;
- realizar a avaliação ambiental quanto ao potencial de periculosidade ambiental;
- realizar a avaliação ambiental preliminar quando destinados à pesquisa e à experimentação;
- conceder o registro quando destinados ao uso em ambientes hídricos, na proteção de florestas nativas e de outros ecossistemas.

Para isso, o Instituto Brasileiro do Meio Ambiente e dos Recursos Naturais Renováveis (IBAMA) editou a Portaria Normativa nº 84

(PN 84), de 15 de outubro de 1996, que estabelece os procedimentos a serem adotados para efeito de registro e avaliação do Potencial de Periculosidade Ambiental (PPA) de agrotóxicos, seus componentes e afins. A avaliação do PPA de agrotóxicos é feita a partir de dados físico-químicos e sua toxicidade a diversos níveis tróficos, e baseia-se nos parâmetros de bioacumulação, persistência, transporte, toxicidade a diversos organismos, potencial mutagênico, teratogênico, carcinogênico. Assim, um agrotóxico pode ser classificado em classes que variam de I a IV: produtos altamente perigosos ao meio ambiente (Classe I), produtos muito perigosos ao meio ambiente (Classe II), produtos perigosos ao meio ambiente (Classe III) e produtos pouco perigosos ao meio ambiente (Classe IV). A periculosidade ambiental é, portanto, atribuída a características do produto que promovem a contaminação e danos aos compartimentos bióticos e abióticos dos ecossistemas, e tem por objetivo permitir o uso apenas de produtos compatíveis com a preservação do meio ambiente.

A avaliação do risco ambiental será realizada quando a classificação de periculosidade ambiental, considerando os usos propostos, caracterizar a necessidade da geração de informação de campo, ou quando, a critério do IBAMA, for verificada a sua necessidade.

# 9 Princípios do Monitoramento de Risco Ambiental

De acordo com o Decreto 4.074/2002, o IBAMA deve realizar uma avaliação de risco ambiental como parte integrante da regulamentação do registro dos novos agrotóxicos e para a reavaliação dos produtos já registrados. A avaliação de risco ambiental deve ser feita para o produto formulado se considerando os dados do produto técnico com suas impurezas e dos produtos de degradação relevantes. O processo de avaliação de risco pode ser ordenado em etapas sequenciais, sendo que essa abordagem tem sido internacionalmente recomendada. O primeiro estágio é planejado para permitir uma avaliação rápida daqueles agrotóxicos que não apresentam qualquer risco significativo para o ambiente. Conforme a avaliação é refinada com estimativas mais prováveis da exposição e das concentrações ambientais, critérios menos conservadores e mais realistas podem ser usados, culminando, se necessário, com uma etapa de monitoramento de risco, através de indicadores químicos e biológicos, isso é, organismos sabidamente sensíveis.

Como parte integrante e consequente da avaliação de risco ambiental, o monitoramento aqui preconizado pode também ser ferramenta importante no gerenciamento de risco e é dividido em três etapas: identificação do problema, a análise do risco e a caracterização do risco.

A identificação do problema consiste na formulação de uma hipótese, relativa à ocorrência de efeitos ambientais adversos provocados pelo agrotóxico em estudo (pode ser o resultado de etapas anteriores da avaliação de risco ambiental por informações de trabalhos científicos elaborados em laboratório). Nessa fase são determinadas as finalidades específicas do monitoramento, delineando-se o esquema de trabalho e o plano para caracterização do risco.

No monitoramento do risco ambiental os dados de resíduos encontrados em matrizes ambientais são considerados para determinar se e como a exposição ao agrotóxico pode ocorrer – a caracterização da exposição – e, uma vez ocorrida essa exposição, qual é a magnitude e o tipo de efeitos ambientais que podem ser esperados ou observados – a caracterização dos efeitos ecológicos (ou biológicos). Ambos fazem parte da etapa de análise e são elementos essenciais para a caracterização do risco, que é o processo de comparação e interpretação dos resultados da exposição (resíduos determinados a campo) com os dados e as informações dos efeitos ecológicos adversos, sejam eles caracterizados por estudos laboratoriais toxicológicos (toxicidade aguda e crônica) previamente realizados ou por efeitos observados em campo durante o monitoramento.

As caracterizações da exposição e dos efeitos ecológicos devem ser executadas de forma integrada para garantir que os efeitos ecológicos apontados sejam relacionados com as rotas de contaminação e os organismos identificados na caracterização da exposição.

# Exposição Ambiental aos Agrotóxicos

# 10

No contexto do monitoramento do risco ambiental, exposição pode ser expressa como a coocorrência, que é a presença do agrotóxico no *habitat* do organismo, ou como contato entre o agrotóxico e o organismo. Um perfil de exposição pode então ser desenvolvido, no qual se descreve a magnitude e as distribuições espacial e temporal da exposição para a modalidade de uso do agrotóxico monitorado. A exposição depende da concentração do agrotóxico na matriz ambiental, da sua disponibilidade biológica e da biologia do organismo considerado.

Depois da aplicação de um agrotóxico, vários processos físicos, químicos, físico-químicos e biológicos determinam seu comportamento. O destino de agrotóxicos no ambiente é governado por processos de retenção (sorção, absorção), de transformação (degradação química e biológica) e de transporte (deriva, volatilização, lixiviação e carreamento superficial), e por interações desses processos.

# Dinâmica de Agrotóxicos no Ambiente

# 11

A contaminação ambiental causada pelo uso crescente e indiscriminado de agrotóxicos ou pesticidas tem gerado preocupações quanto ao lançamento inadequado desses compostos no ambiente. Sendo os agrotóxicos tóxicos aos organismos vivos, devem ser tomadas precauções quanto a sua aplicação, formação de resíduos provenientes das mais diversas fontes e disposição final adequada, de forma que não haja comprometimento do meio ambiente como um todo e dos recursos hídricos em particular.

O setor dos agrotóxicos mobiliza US$ 40 bilhões no mundo, e embora a Conferência das Nações Unidas sobre Comércio e Desenvolvimento (UNCTAD), realizada em 2010 tenha recomendado que os governos devessem estimular o uso de diferentes processos de produção mais sustentável, incluindo a agricultura biológica, o baixo uso de insumos externos e o manejo integrado de pragas a fim de minimizar o uso de agroquímicos, o Brasil vai na contramão das recomendações da UNCTAD e é hoje o maior consumidor de agrotóxicos do mundo. Assim, enquanto na última década o mercado dos agrotóxicos no mundo cresceu 93%, o mercado brasileiro cresceu 190% (Figura 11.1).

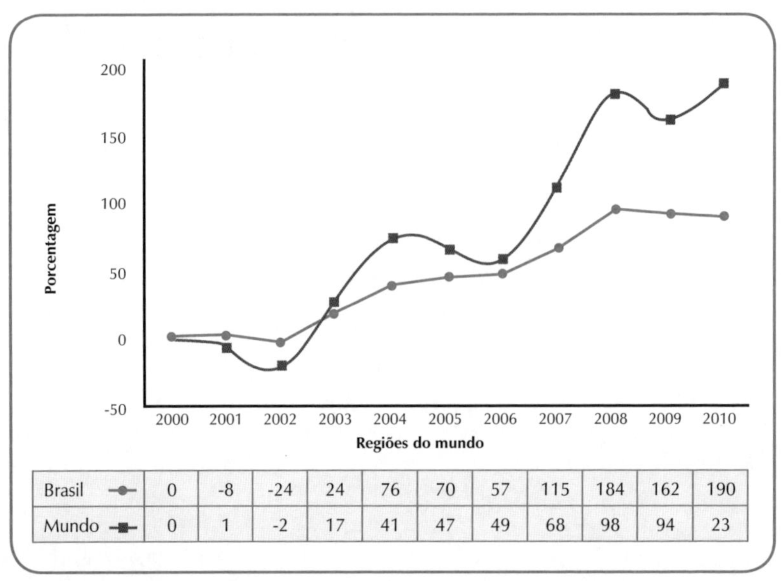


| | 2000 | 2001 | 2002 | 2003 | 2004 | 2005 | 2006 | 2007 | 2008 | 2009 | 2010 |
|---|---|---|---|---|---|---|---|---|---|---|---|
| Brasil | 0 | -8 | -24 | 24 | 76 | 70 | 57 | 115 | 184 | 162 | 190 |
| Mundo | 0 | 1 | -2 | 17 | 41 | 47 | 49 | 68 | 98 | 94 | 23 |

**Adaptado de:** ANVISA & UFPR, 2012.

**Figura 11.1** - Taxa de crescimento de vendas de agrotóxicos Brasil *versus* mundo (2000 a 2010).

Em 2008, o Brasil assumiu o posto de maior consumidor de agrotóxicos em todo mundo, posição antes ocupada pelos Estados Unidos (Figuras 11.2 e 11.3). O mercado brasileiro de agrotóxicos movimenta atualmente mais de US$ 8,5 bilhões/ano. Esse mercado é representado no Brasil pelas indústrias e pelas revendas. Atualmente existem 84 fabricantes de defensivos, representados pelo Sindicato Nacional da Indústria de Produtos para Defesa Agrícola (SINDAG). As principais entidades representativas do setor são a Associação Nacional de Defesa Vegetal (ANDEF) e a Associação Nacional das Empresas de Defensivos Agrícolas (AENDA). Ainda são entidades importantes a Associação Nacional dos Distribuidores de Insumos Agrícolas e Veterinários (ANDAV), que representa aproximadamente 6 mil pontos das revendas e a Organização das Cooperativas Brasileiras (OCB) com cerca de 1.500 cooperativas agrícolas cadastradas.

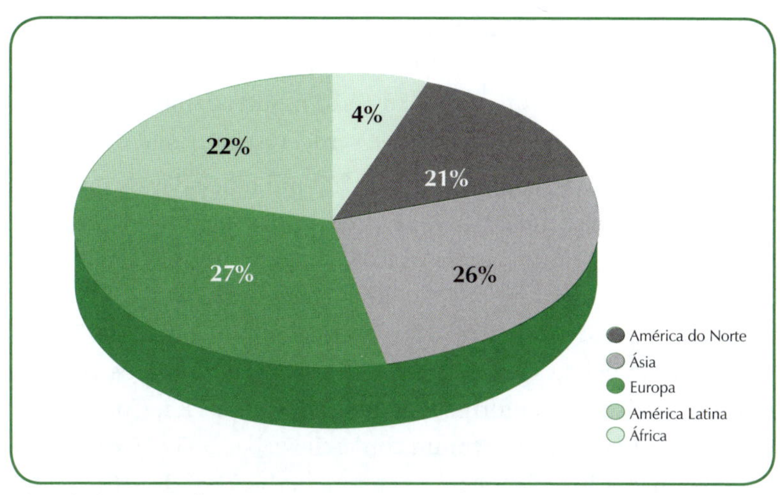


**Adaptado de:** McDougall, 2008.

**Figura 11.2** - Divisão do mercado mundial de agrotóxicos em 2010 (Total: 38,3 bilhões de dólares).

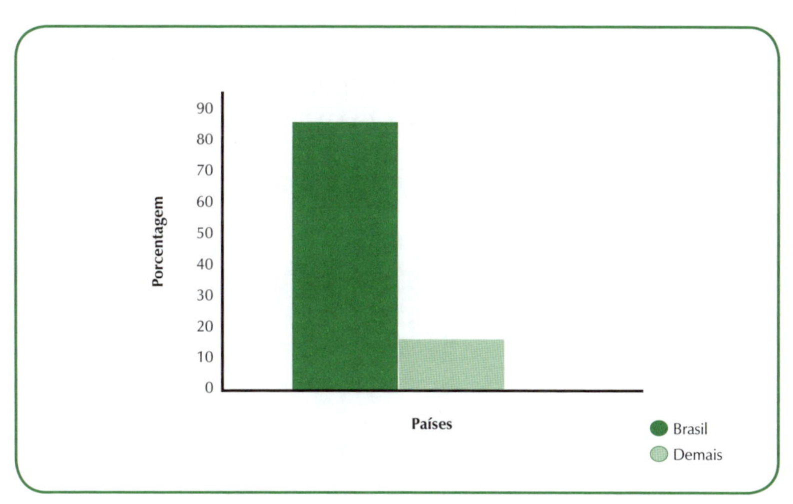


**Adaptado de:** McDougall, 2008.

**Figura 11.3** - Mercado de agrotóxicos na América Latina.

Estão registrados no Brasil cerca de 1.500 produtos comerciais formulados a partir de 424 ingredientes ativos (i.a.), sendo 476 herbicidas (100 i.a.), 398 inseticidas (98 i.a.), 383 fungicidas (106 i.a),

160 acaricidas (52 i.a.), 26 nematicidas (10 i.a.), 15 bactericidas (6 i.a.), 18 inseticidas biológicos (7 i.a.) e 6 cupinicidas (3 i.a.). Desses, cerca de 670 estão no mercado; 56% são moderadamente ou pouco tóxicos (classes III e IV, faixas azul e verde, respectivamente).

Em 2009, foram comercializadas 725 mil toneladas de produtos formulados. Já na safra 2010/2011 o consumo somado de herbicidas, inseticidas e fungicidas, entre outros, atingiu 936 mil toneladas. A principal classe corresponde aos herbicidas com 59% (429.693 toneladas), seguido por inseticidas e acaricidas com 21% (150.189 toneladas), fungicidas com 12% (89.889 toneladas) e outros com 8% (55.806 toneladas), conforme mostrado na Figura 11.4. Considerando os ingredientes ativos, foram comercializadas 335.816 toneladas, das quais 61% (202.554 toneladas) foram herbicidas, 18% (61.254 toneladas) inseticidas e acaricidas, 11% (37.934 toneladas) fungicidas e 10% (34.074 toneladas) outras classes.

Em 2010, os herbicidas foram responsáveis por 45% de todos os pesticidas vendidos. Os fungicidas foram responsáveis por14% do mercado nacional, outros 12% eram inseticidas, e as outras categorias de pesticidas representava 29% (ANVISA e UFPR, 2012).

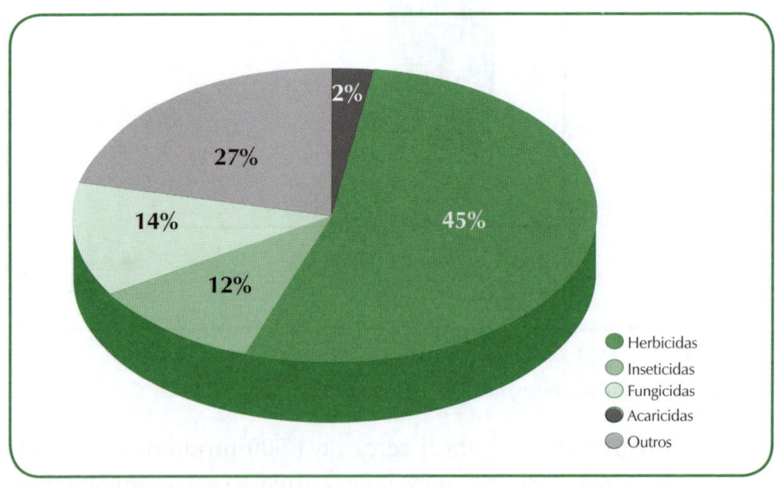


**Adaptado de:** ANVISA & UFPR, 2012.

**Figura 11.4** - Categorias de pesticidas vendidos no mercado brasileiro.

No exame do comportamento das vendas, por unidade da federação, São Paulo se destaca como o maior Estado consumidor, representando 20,6% do valor das vendas nacionais, ou seja, US$ 808,2 milhões; seguido de Mato Grosso (17,9%), Paraná (13,4%), Rio Grande do Sul (10,4%), Minas Gerais (9,0%), Goiás (8,8%), Bahia (6,0%) e Mato Grosso do Sul (4,7%) (Figura 11.5). As demais unidades da federação, juntas, responderam por 9,2%.

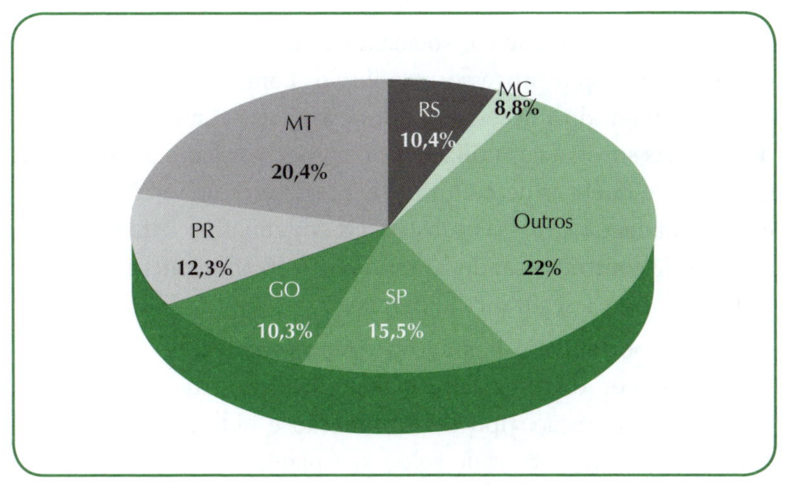


**Adaptado de:** Ferreira e cols., 2008.

**Figura 11.5** - Distribuição do mercado de agrotóxicos no Brasil por Estado.

Segundo dados da Organização Mundial da Saúde (OMS), mais de 500 milhões de pessoas estão expostas a esses produtos, das quais cerca de 1 milhão sofrem intoxicações agudas, resultando em aproximadamente 20 mil mortes anuais. No Brasil, cerca de 60% dos estabelecimentos rurais utilizam os agrotóxicos e empregam aproximadamente 65% do total de pessoas ocupadas na agropecuária. Isto representa aproximadamente 13,7 milhões de pessoas direta ou indiretamente expostas aos agrotóxicos, das quais, mais de 10 milhões se encontram em estabelecimentos de até 100 hectares (ha).

Além da contaminação de trabalhadores rurais, o uso crescente de agrotóxicos na agricultura tem levado à contaminação sistemática do agroecossistema. Como consequência dessa contaminação, resíduos desses compostos têm sido detectados tanto em matrizes ambientais como em alimentos, muitas vezes, consumidos *in natura* pela população. Como resultado da contaminação ambiental e de alimentos, o Brasil tem sido apenado no mercado mundial com a não aceitação de seus produtos, muitas vezes devolvidos por apresentarem resíduos de agrotóxicos acima do limite permitido pela legislação dos países importadores.

A crescente demanda da sociedade civil e dos órgãos legisladores e fiscalizadores por processos produtivos com menor impacto ambiental tem levado à necessidade de se avaliar o comportamento e o destino das substâncias utilizadas no agroecossistema para controle de pragas e doenças de culturas de interesse econômico, garantindo o uso adequado dessas substâncias em conjunto com as demais práticas de controle visando à preservação do ambiente, a saúde dos trabalhadores e a segurança alimentar.

O comportamento dos agrotóxicos no ambiente pode ser influenciado por diversos fatores como: volatilidade da molécula, método de aplicação, tipo de formulação e hidrossolubilidade do composto; características do solo e das plantas; adsorção das moléculas às partículas de solo; persistência e mobilidade dos compostos e condições climáticas do ambiente, assim como a disponibilidade da molécula para ataque microbiano. Uma vez no ambiente, seus resíduos podem se tornar um risco para todo o agroecossistema e os processos físicos, químicos e biológicos empregados no tratamento desses resíduos nem sempre são eficientes. Além disso, em alguns casos os produtos de degradação desses compostos podem ser até mais tóxicos que os produtos originais.

Os agrotóxicos são classificados como micropoluentes para os ecossistemas e a adulteração provocada por eles em solos, suprimentos aquíferos e alimentícios tem sido objeto de constantes estudos e discussões. Embora a utilização de agrotóxicos dentro do conceito de boas práticas agrícolas contribua para a redução de perdas na agricultura, pode-se relacionar à erosão do solo e ao escoamento superficial de resíduos (*run-off*) e sua utilização intensa pode ainda aumentar o potencial de contaminação dos recursos hídricos de superfície e subterrâneos. A Figura 11.6 mostra esquematicamente as possíveis vias de dissipação dos agrotóxicos.

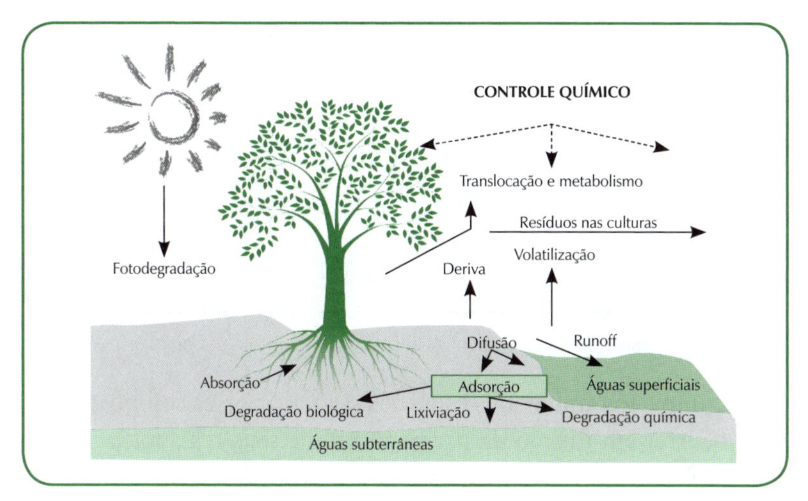


**Figura 11.6** - Vias de dissipação de agrotóxicos no agroecossistema.

O solo é o reservatório final para muito desses compostos e representa uma fonte do qual os resíduos dos agrotóxicos podem ser liberados para a atmosfera, águas superficiais e subterrâneas e organismos vivos (Figura 11.7). A maioria dos agrotóxicos atinge o solo por deposição direta quando se faz pulverizações na parte aérea das culturas, por precipitação, queda e lavagem das folhas tratadas, sob ação do intemperismo, ou ainda por aplicações diretas de inseticidas, fungicidas, nematicidas ou herbicidas.

Há dados que comprovam que, dependendo do fenótipo e da densidade das plantações de 35 a 50% dos compostos agrotóxicos aplicados por vaporização são depositados sobre o solo. Após atingirem o ambiente edáfico, os agrotóxicos podem permanecer ativos por longos períodos de tempo, interferindo diretamente, ou mesmo, impedindo o desenvolvimento de novas culturas.

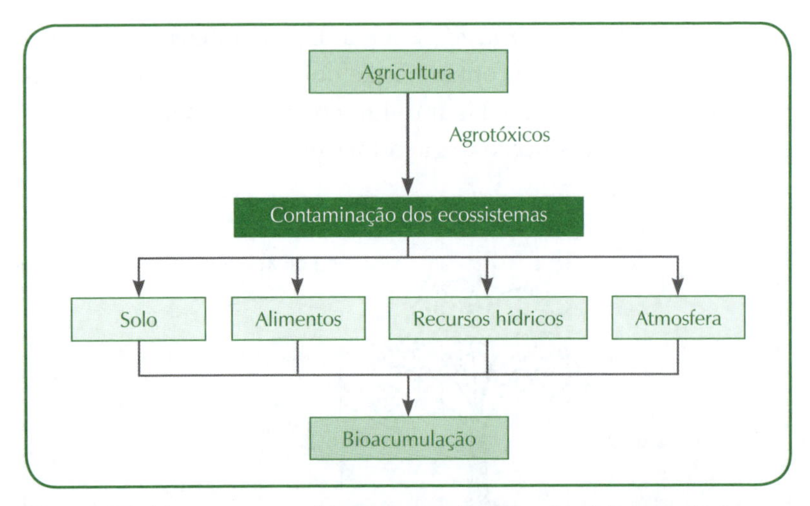


**Figura 11.7** - Diagrama esquemático da contaminação ambiental por agrotóxicos.

Os impactos ambientais causados pelo uso desses compostos podem ocorrer em função da permanência de seus resíduos por mais tempo do que o necessário para exercer sua ação, afetando o ecossistema como um todo através da contaminação dos solos, corpos d'água, organismos, atmosfera e alimentos.

A persistência dos agrotóxicos no ambiente é resultado da ausência de processos que modifiquem a estrutura química dos compostos, promovendo sua dissipação. Esses processos abrangem processos físicos, químicos e biológicos. Ao longo do tempo, a tendência bioacumuladora e os efeitos dos agrotóxicos no ambiente podem se tornar um risco, fazendo-se necessário o acompanhamento e a quantificação desses produtos na água, no solo, nos alimentos e na atmosfera, como fundamento primordial de rastreamento para a proteção do meio ambiente e da saúde humana.

A persistência dos agrotóxicos é determinada basicamente por três fatores principais:

- estrutura química e propriedade dos compostos;
- características físicas, químicas e biológicas do solo;
- condições ambientais.

Os dois principais processos que determinam a persistência de um agrotóxico no ambiente dizem respeito à degradação do composto e sua adsorção a partículas de solos (Figura 11.8).

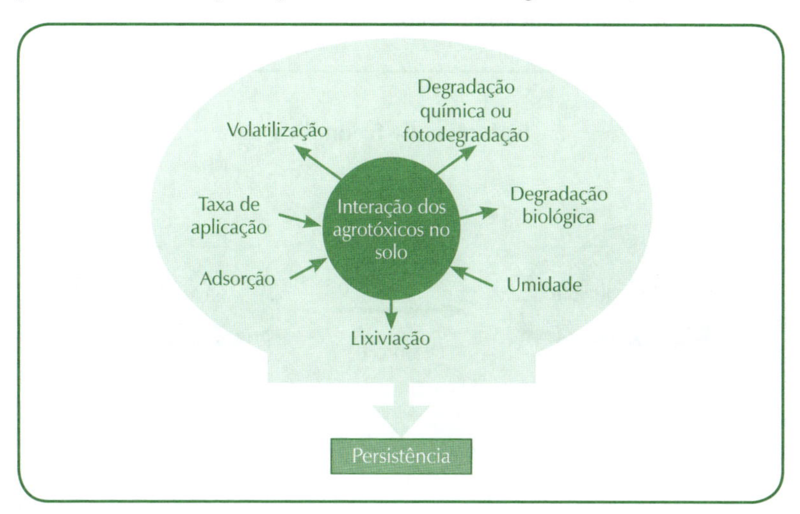


**Figura 11.8** - Processos que determinam a persistência de agrotóxicos no solo.

A adsorção dos agrotóxicos no solo é um processo chave no comportamento dessas substâncias, pois está diretamente relacionada com a translocação, a persistência, a mobilidade e a bioatividade dos compostos nos solos e plantas ali presentes. A adsorção de agrotóxicos no solo tem importância principalmente por relacionar-se diretamente com os processos de disponibilidade do agrotóxico para sua ação biológica, disponibilidade para o ataque microbiano e biodegradação, e inversamente com a possibilidade de lixiviação no perfil do solo e potencial de poluição de águas superficiais e subterrâneas. Além disso, sua ocorrência pode variar enormemente em função das diferentes propriedades físicas e químicas dos solos, tais como conteúdo de matéria orgânica, pH, quantidade e tipos de argilas, etc.

O processo de adsorção determina qual fração do agrotóxico se encontra disponível na solução do solo, já que o fenômeno de adsorção resulta da partição do agrotóxico ou pesticida entre a fase sólida e a fase líquida do solo. Baixa adsorção possibilita a ação biológica sobre a fração do composto que se encontra biodisponível. A adsorção de agrotóxicos é geralmente representada pela equação de Freundlich, mostrada na Figura 11.9, para o equilíbrio agrotóxico-superfície do solo-solução do solo.

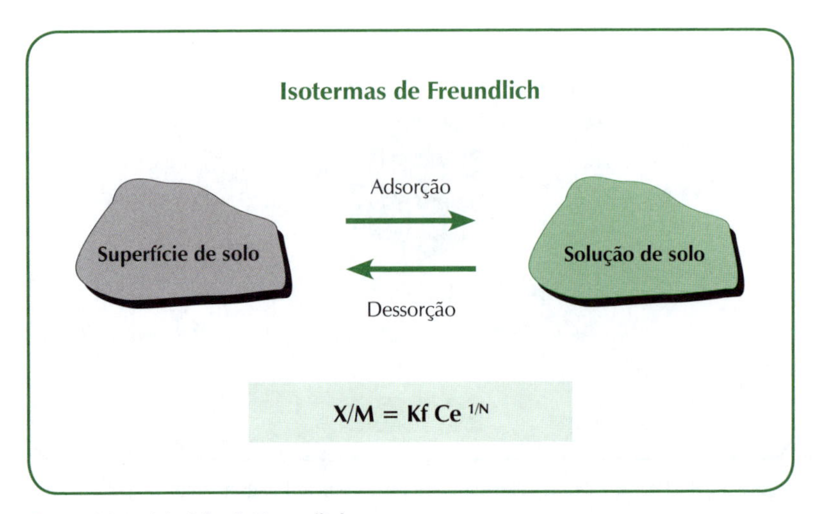


**Figura 11.9 -** Modelo de Freundlich.

No modelo de Freundlich, o parâmetro X/M representa a concentração do agrotóxico por unidade de massa de solo; Kf é a constante de adsorção; C é a concentração do agrotóxico em equilíbrio na solução do solo e 1/n o grau de linearidade da equação de adsorção. A determinação desses coeficientes fornece indicação do comportamento potencial dos agrotóxicos nos solos, pois indica se o composto pode ou não estar disponível na solução do solo ou se está adsorvido nas suas partículas.

Embora a argila e matéria orgânica sejam as frações do solo mais frequentemente implicadas na adsorção e ligação de agrotóxicos, devido a grande área de superfície ativa que elas têm, as contribuições individuais de cada fração são muito difíceis de medir. Isto ocorre porque, na maioria das vezes, a própria matéria orgânica está intimamente ligada à argila, formando complexos ou microagregados nos quais a argila é coberta por substâncias orgânicas. Assim, quando o conteúdo de matéria orgânica excede determinados valores de porcentagem da composição do solo, todas as superfícies minerais do solo são efetivamente bloqueadas e não funcionam como adsorventes. Então, as chances do agrotóxico entrar em contato primeiro com a superfície orgânica são muito grandes. Por exemplo, com 6% de matéria orgânica no solo, tanto as superfícies minerais quanto as partículas orgânicas estão envolvidas na adsorção de agrotóxicos, acima dessa porcentagem, a adsorção ocorre principalmente nas superfícies orgânicas. Além disso, os diferentes componentes da matéria orgânica têm grupos reativos contendo oxigênio como, por exemplo, –COOH, estruturas OH-fenólicas, alifáticas e enólicas, e estruturas C=O de vários tipos, que podem formar ligações químicas estáveis com os ingredientes ativos dos agrotóxicos ou de seus metabólitos.

Existem evidências que indicam que os resíduos de agrotóxicos formam ligações químicas estáveis com as substâncias orgânicas e que essas ligações aumentam substancialmente a persistência dos agrotóxicos no ambiente. Já foi verificado por diversos pesquisadores que o radiocarbono de moléculas de agrotóxicos, cujo comportamento foi estudado através de técnicas radiométricas em laboratório, é integrado predominantemente nas frações estáveis da matéria orgânica dos solos.

A adsorção química de agrotóxicos ao solo pode se dar por meios puramente físicos, como através de forças de Van der Waals, isto é, forças intermoleculares resultantes da polarização das moléculas; ou pode ser química, por ligações eletrostáticas e pontes de hidrogênio, ou ambos, que são ligações de intensidade intermediária e, que embora reduzam drasticamente a mobilidade dos agrotóxicos, seus resíduos podem ser liberados novamente para a solução do solo dependendo da característica da ligação. Porém, ocorrem ligações químicas fortes e frequentemente irreversíveis em curto prazo, gerando os resíduos-ligados. Já a adsorção física de agrotóxicos ou de seus resíduos sobre as argilas e a matéria orgânica dos solos é vista como imobilização temporária, pois os resíduos fisicamente adsorvidos podem ser prontamente dessorvidos.

Ao atingir o solo, o agrotóxico pode passar ainda por diferentes processos que levam ou à total degradação com a produção de compostos naturais como dióxido de carbono ($CO_2$) e água ($H_2O$), que entram nos ciclos biogeoquímicos; ou não são degradados, ou o são apenas parcialmente, dando origem a produtos intermediários, ou metabólitos, que podem ser também tóxicos e prejudiciais ao ambiente. Assim, apesar dos benefícios no controle de pragas e doenças, o uso de agrotóxicos pode acarretar problemas pelo aparecimento de efeitos indesejáveis como poluição ocasionada pela persistência de compostos; acúmulo de resíduos numa determinada área e eliminação de inimigos naturais. Os agrotóxicos ou pesticidas interferem em sistemas bioquímicos específicos e, como todos os organismos têm algumas reações metabólicas em comum, conclui-se que esses compostos podem ocasionar tanto a morte dos organismos-alvo como a de organismos não alvo.

Resíduos de agrotóxicos ou de seus metabólitos podem ainda permanecer no ambiente agrícola em concentrações fitotóxicas mesmo após a colheita e, então, prejudicar plantações subsequentes. Como diversas culturas requerem aplicações de diferentes agrotóxicos, a interação entre resíduos de diversos compostos pode ocasionar efeitos sinérgicos ou terem a persistência aumentada.

Porém, os agrotóxicos ou seus resíduos podem passar por transformações que causam ou desaparecimento da molécula ou sua persistência, ou ainda, transformações parciais que poderão determinar efeitos prejudiciais ao ambiente. Os agentes de transformação ou de degradação podem ser físicos, químicos e biológicos. Os processos de degradação de agrotóxicos no solo dependem da estrutura química dos compostos; das características do próprio solo, onde a matéria orgânica representa fator de maior importância para as reações; da presença de água, pois ela age como meio de reação ou como reagente, e das condições climáticas, que agem diretamente tanto sobre processos físico-químicos como sobre a população e o metabolismo microbiano dos solos.

O conceito de degradação pode ser definido de maneiras diferentes. Por um lado, sob o ponto de vista prático, fala-se de degradação quando, por meio de fatores bióticos e/ou abióticos, a molécula da substância ativa é de tal forma alterada que perde as suas propriedades originais. Do ponto de vista ecotoxicológico e de proteção do solo e dos recursos hídricos, fala-se em degradação incompleta, quando a substância ativa é transformada parcialmente dando origem a vários metabólitos, ou ainda, degradação completa quando ela é mineralizada transformando-se em elementos simples como $H_2O$, $CO_2$, etc.

Os agrotóxicos podem sofrer degradação no solo por uma das seguintes vias: microbiana, química e fotoquímica (Figura 11.10).

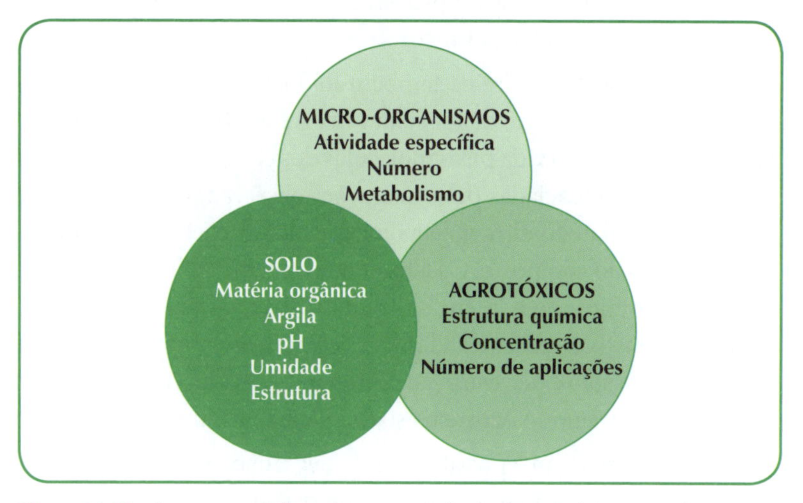


**Figura 11.10** - Fatores que influenciam a persistência de agrotóxicos no solo.

A atuação de micro-organismos sobre a molécula tem sido apontada como o principal fator de degradação de agrotóxicos no solo e é causada principalmente por fungos e bactérias, que são os organismos mais abundantes nesse ambiente, mas também por outros micro-organismos que utilizam o agrotóxico como fonte de alimento e energia para seus processos metabólicos. A maior parte da degradação microbiana de agrotóxicos ocorre no solo com condições como umidade, temperatura, aeração, pH e conteúdo orgânico ideais para o metabolismo e que, portanto, são fatores que afetam a taxa de degradação.

A degradação química é a transformação do agrotóxico por processos que não envolvem organismos vivos, sendo, portanto, um processo abiótico. Nesse caso, temperatura, umidade, pH, adsorção e as características químicas e físicas dos agrotóxicos determinam o tipo e a velocidade de reação. A hidrólise é um dos mais importantes mecanismos de degradação abiótica de agrotóxicos quando presentes na água. Dependendo do composto a hidrólise pode ocorrer em meio ácido ou alcalino. Muitas vezes sabe-se que o processo que originou a degradação foi a hidrólise, mas não se consegue identificar e determinar a origem desse processo, isto é, se foi ocasionada por processo químico ou bioquímico.

A degradação fotoquímica, também abiótica, é a quebra da molécula do agrotóxico pela ação da luz solar e ocorre sempre que a energia da radiação solar é absorvida pelas moléculas dos compostos, provocando modificações evidenciadas pelas alterações observadas no espectro de absorção na região do ultravioleta ou nas modificações das propriedades fitotóxicas do composto. Os fatores que podem influenciar a degradação fotoquímica são a intensidade da luz solar, o método de aplicação do composto, as propriedades físicas e químicas dos agrotóxicos e ainda o tipo de solo e de vegetação. Entretanto, devido à opacidade dos solos, esse fenômeno só ocorre na sua camada mais superficial.

Dos processos que possibilitam a degradação dos agrotóxicos nos solos, a degradação química e a degradação fotoquímica têm, geralmente, menor importância do que a degradação microbiológica.

Sabe-se atualmente que os processos de degradação de agrotóxicos no solo dependem, principalmente, da extensão pela qual o composto está disponível na solução do solo. Compostos menos solúveis ou altamente adsorvidos são mais persistentes, porque há menor concentração do composto disponível para reação e para o ataque microbiano. Além disso, moléculas com ligações mais estáveis, como anéis aromáticos e com ligações carbono-halogênios, são mais resistentes ao metabolismo.

Portanto, o conceito de persistência de agrotóxicos está cada vez mais associado à possibilidade de ataque desses compostos pela população microbiana. Esse ataque pode se dar diretamente, quando o agrotóxico serve como substrato de crescimento e energia, servindo como fonte de nutrientes e a população microbiana obtém energia para sua proliferação. Por outro lado, o agrotóxico pode ser co-metabolizado, isto é, ocorre degradação desde que se supra o meio como uma fonte de energia, porque os micro-organismos transformam o composto, mas não obtêm energia no processo.

Além disso, podem ocorrer reações de síntese, como conjugação e acumulação. Na conjugação, os agrotóxicos formam agregados com compostos de ocorrência natural, determinando a redução na disponibilidade do composto para o ataque microbiano. Os processos de incorporação e acumulação de agrotóxicos no interior dos organismos podem ocorrer de modo ativo ou passivo e também representam remoção temporária do composto no ambiente. Esses processos são importantes porque podem ter como consequência a bioacumulação dos agrotóxicos nos organismos das cadeias alimentares.

Todos os processos de transformação de agrotóxicos no solo podem ocorrer ao mesmo tempo, pois os agentes dessas transformações se encontram presentes no ambiente agrícola, em maior ou menor grau.

Os resíduos de agrotóxicos presentes no solo também entram em contato íntimo com outros organismos edáficos, principalmente as minhocas, devido ao seu tamanho e nicho ecológico. Nelas pode ocorrer bioacumulação, pois além da absorção direta dos compostos dissolvidos na solução do solo por meio de contato direto e passagem pelos músculos e cutícula da epiderme dos animais, os resíduos também podem ser ingeridos quando a minhoca se alimenta. Dessa maneira, mesmo compostos adsorvidos ou ligados ao solo podem ser assimilados. Como as minhocas constituem a base da alimentação de muitos animais, existe ainda a possibilidade de transferência do composto e/ou de seus metabólitos ao longo da cadeia alimentar. Em menor proporção, o mesmo pode ocorrer com outros macro-organismos do solo, como por exemplo, ácaros e insetos.

Mais recentemente se têm notado ainda que múltiplas aplicações de determinados agrotóxicos podem ter como consequência uma degradação mais acentuada do composto em determinados solos e essa ocorrência está também diretamente relacionada com a atividade microbiana do solo. Esse fenômeno é chamado de degradação acelerada e depende do tipo de solo, da microbiota ali presente, do valor nutricional da molécula do agrotóxico, da disponibilidade e da toxicidade do composto aos micro-organismos. Dessa forma, a frequência da aplicação do agrotóxico pode influenciar sua biodegradação. Degradação acelerada de agrotóxicos pode ocorrer quando os compostos são aplicados repetidamente e seus resíduos agem como agentes de seleção das populações de micro-organismos capazes de utilizá-los nos seus processos metabólicos, degradando-os. Assim, conforme aumenta a população microbiana degradadora do agrotóxico, sua degradação também aumenta; mas, por outro lado, a quantidade do agrotóxico disponível para o controle químico é reduzida, acarretando a necessidade de mais aplicações ou mudança de composto aplicado.

# Agrotóxicos no Ambiente Aquático

# 12

Segundo o Programa Ambiental das Nações Unidas (PNUA), o volume total de água na Terra é de cerca de 1,4 bilhões km$^3$. O volume de recursos de água doce é de cerca de 35 milhões km$^3$ ou aproximadamente 2,5% do volume total. Desses recursos de água doce, cerca de 24 milhões km$^3$ ou 70% está na forma de gelo permanente e cobertura de neve nas regiões montanhosas, nas regiões Antártica e Ártica. Cerca de 30% da água doce do mundo se encontra armazenada no subsolo, sob a forma de águas subterrâneas, correspondendo a cerca de 95% de toda a água que está potencialmente disponível para uso humano.

Lagos de água doce e rios contêm aproximadamente 105.000 km$^3$, ou seja, cerca de 0,3% da água doce do mundo. A oferta total de água doce utilizável para os ecossistemas e para os seres humanos é de cerca de 200.000 km$^3$ de água, isto é, menos de 1% de todos os recursos de água doce.

Está previsto para 2025 um aumento de 50% na captação de água nos países em desenvolvimento e 18% nos países desenvolvidos. Mais de 1,4 bilhão de pessoas vivem atualmente em bacias hidrográficas onde a utilização de água excede os níveis mínimos de recarga, levando ao ressecamento de rios e ao esgotamento das águas subterrâneas. Em 60% das cidades europeias com mais de 100 mil pessoas, as águas subterrâneas estão sendo usadas em um ritmo mais rápido do que podem ser reabastecidas. Prevê-se que em 2025, 1.800 milhões de pessoas estarão vivendo em países ou regiões com escassez absoluta de água e dois terços da população mundial poderá estar sob condições de estresse hídrico.

A Organização das Nações Unidas (ONU) sugere que cada pessoa precise de 20 a 50 litros de água potável segura por dia para garantir suas necessidades básicas para beber, cozinhar e limpar, mas estima que mais de uma em cada seis pessoas no mundo, ou seja, cerca de 894 milhões, não têm acesso a essa quantidade de água potável segura.

Segundo a Organização para Agricultura e Alimentação das Nações Unidas (FAO), o consumo diário de água potável por pessoa é de 2 a 4 litros, mas se gasta de 2 mil a 5 mil litros de água para produzir a alimentação diária de uma pessoa. Por exemplo, necessita-se entre 1 mil e 3 mil litros de água para produzir apenas um quilo de arroz e de 13 mil para 15 mil litros para produzir um quilo de carne.

Até 2050 o estoque de água do mundo terá que suportar os sistemas agrícolas que irão alimentar e criar meios de subsistência para um adicional de 2,7 bilhões de pessoas. A extensão de terra sob irrigação no mundo é 277 milhões de hectares, cerca de 20% de todas as terras cultiváveis. A agricultura não irrigada é praticada em 80% das terras aráveis restantes. A irrigação aumenta os rendimentos da maioria das culturas entre 100 e 400%, e a agricultura irrigada contribuem atualmente para 40% da produção mundial de alimentos.

A agricultura é um componente dominante da economia global. Embora a mecanização da agricultura em muitos países tenha resultado em uma queda dramática na proporção da população ativa no meio rural, a pressão para aumentar a produção de alimentos teve um impacto mundial sobre as práticas agrícolas. Em muitos países, essa pressão resultou em expansão para terras marginais e, geralmente, está associada com a agricultura de subsistência. Em outros países, as necessidades alimentares têm requerido a expansão da irrigação e do crescente uso de fertilizantes e agrotóxicos para atingir e manter alta a produtividade. A FAO na sua estratégia de Água para o Desenvolvimento Agrícola Sustentado e a Conferência das Nações Unidas sobre Meio Ambiente e Desenvolvimento (UNCED), no âmbito da Agenda 21, destacaram o desafio de garantir o abastecimento alimentar no século XXI.

A agricultura sustentável é um dos maiores desafios. Sustentabilidade implica que a agricultura possa não apenas garantir um abastecimento alimentar sustentado, mas que os seus impactos socioeconômicos, ambientais e à saúde humana sejam reconhecidos e contabilizados no âmbito dos planos nacionais de desenvolvimento. Segundo a FAO, o desenvolvimento sustentável é a gestão e a conservação dos recursos naturais e a orientação de mudanças tecnológicas e institucionais de forma a garantir a realização e a satisfação contínua das necessidades humanas para as gerações presentes e futuras. Desenvolvimento sustentável, na agricultura, silvicultura e pesca, conserva a terra, a água, as plantas e os recursos genéticos animais, isto é, ambientalmente não degradante, tecnicamente apropriado, economicamente viável e socialmente aceitável.

É sabido que a agricultura é a maior usuária dos recursos de água doce, utilizando uma média global de 70% de todas as fontes de águas superficiais (Figura 12.1). No entanto, a agricultura é simultaneamente causa e vítima da poluição da água. É causa, pois polui as águas superficiais, através da descarga de fertilizantes, de agrotóxicos, de sedimentos e de resíduos da agricultura, e as águas subterrâneas, através da perda líquida do solo por práticas agrícolas inadequadas e, também, através de salinização e alagamento de terras irrigadas. Torna-se ainda vítima desse processo através da utilização de águas residuais e das águas subterrâneas e das águas superficiais poluídas que contaminam plantações e transmitem doenças aos consumidores e trabalhadores agrícolas.

Agricultura existe dentro de uma simbiose de terra e água e ainda segundo a FAO, "medidas adequadas devem ser tomadas para assegurar que as atividades agrícolas não afetem negativamente a qualidade da água para que utilizações subsequentes da água para fins diferentes não sejam prejudicadas".

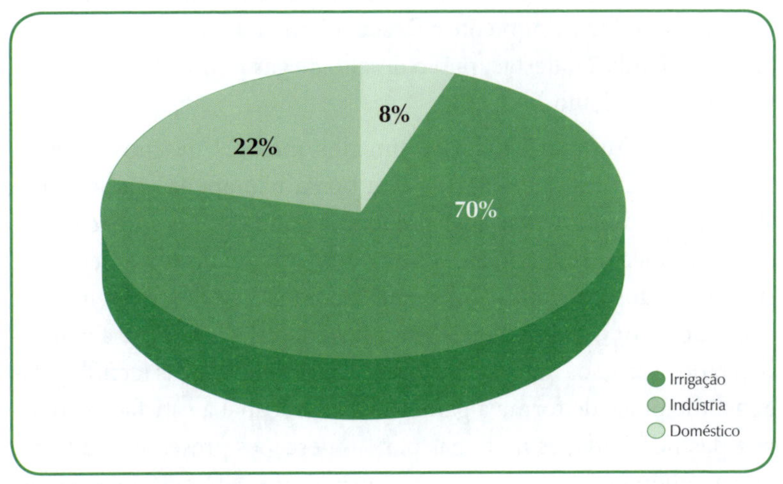


**Adaptado de:** UN Water, 2010.

**Figura 12.1** - Consumo de água por atividade.

Pelo que vimos, a agricultura é uma das atividades que causam maior impacto nos recursos hídricos pela utilização e deposição de agrotóxicos e de fertilizantes nos recursos hídricos naturais.

Da mesma forma do que ocorre no solo, a contaminação de recursos hídricos é resultante da utilização de agrotóxicos na agricultura e pode ser influenciada por três processos principais:

- processos de adsorção, que regulamentam a disponibilidade do agrotóxico na solução do solo;
- processos de transferência, que deslocam o agrotóxico do ponto de aplicação para outra área;
- processos de degradação, que minimizam os problemas de persistência, acumulação e efeitos ambientais desses compostos.

Os agrotóxicos podem entrar nos sistemas aquáticos por aplicação direta para controle de plantas aquáticas e de larvas de insetos, e por meio da dispersão de aplicações aéreas ou terrestres. Podem também ser transportados do solo e contaminar cursos d'água e águas subterrâneas, respectivamente, através do escoamento superficial (*run-off*) e da lixiviação.

Escoamento superficial é o transporte físico do poluente presente na superfície do solo pela água de chuva ou de irrigação, que não percolou, ao longo da superfície do solo, e lixiviação é o transporte do agrotóxico pela água que percola no perfil do solo. Assim, quanto mais água de chuva ou de irrigação atingirem a lavoura, mais as moléculas dos agrotóxicos adsorvidas à superfície das partículas do solo podem ser dessorvidas ou arrastadas para outros ambientes. Portanto, a possibilidade de contaminação dos recursos hídricos por agrotóxicos está diretamente relacionada ao comportamento dessas moléculas na própria água, pois quanto maior sua hidrossolubilidade, maior será a facilidade de transporte do agrotóxico do ponto de aplicação até os rios e outros corpos d'água superficiais e águas subterrâneas.

A lixiviação de agrotóxico e o consequente risco de contaminação de águas subterrâneas dependem não só das condições climáticas, mas também das propriedades físico-químicas dos agrotóxicos e, principalmente, das características do solo. A afinidade da molécula por lipídios é a propriedade mais importante no movimento de compostos não iônicos através do solo. Para os compostos polares, a hidrossolubilidade é frequentemente o único fator importante na lixiviação.

No solo, a matéria orgânica é o componente mais importante na lixiviação de agrotóxicos não iônicos, enquanto a mobilidade de ácidos fracos depende do pH. Agrotóxicos cujas moléculas são aniônicas ou ácidos fracos são pouco adsorvidos e, consequentemente, podem contaminar mais facilmente águas subterrâneas.

Os agrotóxicos podem ainda contaminar águas subterrâneas e outros corpos d'água pela lavagem de máquinas utilizadas nas aplicações, manuseio impróprio e descarga de restos de formulações em rios e lagos, descarte de embalagens desses compostos e através de efluentes industriais.

Quando os agrotóxicos encontram o meio aquático podem:

- Se associar aos materiais em suspensão e, eventualmente, migrar para os sedimentos. Estando no sedimento, podem ser liberados para a água, ou serem adsorvidos, alterados ou degradados por micro-organismos vivos. Muitos sedimentos são anaeróbicos e, nessas condições, a maioria dos agrotóxicos não é degradada. Entretanto, alguns compostos como, por exemplo, os organoclorados são degradados mais facilmente em condições de anaerobiose, sendo então importante que esses compostos fiquem adsorvidos nas partículas em suspensão presentes no meio aquoso;
- Permanecer dissolvidos na água e posteriormente serem adsorvidos pelos sedimentos, degradados por micro-organismos, absorvidos por organismos vivos, ou serem diluídos nos oceanos. A degradação por atividade de micro-organismos, nesses casos, é muito menor do que a degradação dos agrotóxicos associados aos sedimentos, devido à baixa concentração de micro-organismos presentes na água. Em linhas gerais o descrito pode ser esquematizado conforme apresentado na Figura 12.2.

Outro fator ambiental que pode influenciar o comportamento de agrotóxicos em um ambiente aquático é a maior exposição à radiação solar, uma vez que a luz pode degradar uma série de compostos. Essa fotodecomposição ocorre em maior extensão onde houver maior penetração da luz solar no meio. Em águas límpidas, muitos compostos são drasticamente degradados quando expostos à luz ultravioleta artificial ou à luz solar. Mas em águas com grande turbidez, a fotodegradação de agrotóxicos, assim como no solo, pode ser insignificante.

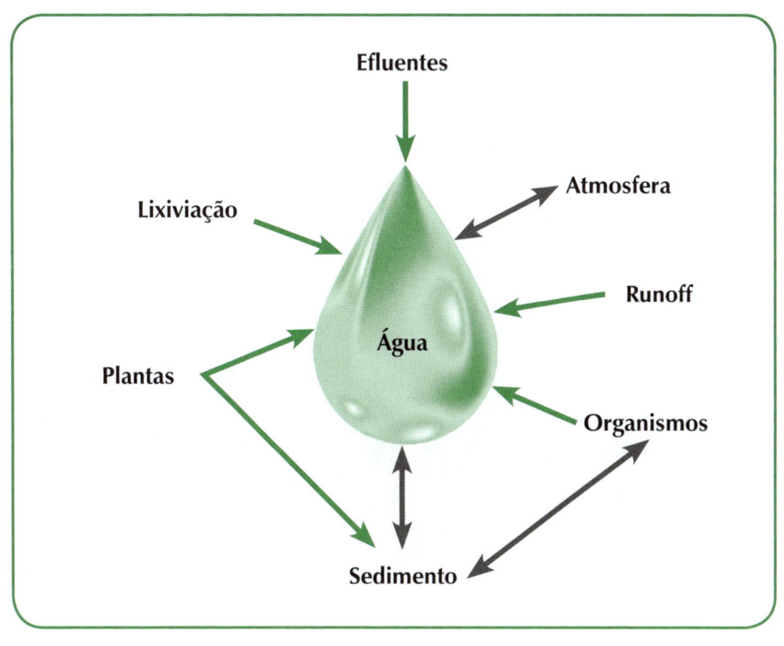


**Figura 12.2** - Vias de contaminação do ecossistema aquático.

# Fatores que Influenciam a Entrada de Agrotóxicos no Ambiente Aquático

# 13

Os principais fatores que influenciam a entrada de agrotóxicos no ambiente aquático estão também relacionados às propriedades físico-químicas desses compostos, sua capacidade de degradação química e/ou biológica, as propriedades dos solos e condições climáticas.

Está bem estabelecida a existência de uma estreita associação entre a relação da concentração do agrotóxico distribuído entre a fase sólida e a fase líquida do solo ($K_D$) e a concentração do agrotóxico distribuído entre uma fase orgânica qualquer e a água ($K_{ow}$). Em outras palavras, o coeficiente de distribuição solo-água ($K_D$, $mL.g^{-1}$ de solo) para compostos não ionizados está diretamente relacionado com o coeficiente de partição octanol-água ($K_{ow}$). Assim, a concentração de agrotóxicos não iônicos decresce na solução de solo à medida que seu coeficiente de partição octanol-água ($K_{ow}$) aumenta com o consequente aumento da adsorção do agrotóxico pelas partículas de solo. Agrotóxicos polares com log de $K_{ow} < 1$ são fracamente adsorvidos e, consequentemente, tem grande potencial de lixiviação e contaminação de águas subterrâneas. Por outro lado, agrotóxicos com valores de $K_{ow} > 1$ e, portanto, mais lipofílicos, são mais fortemente adsorvidos, o que diminui seu potencial de lixiviação.

Agrotóxicos com alta solubilidade em água podem ainda contaminar águas subterrâneas e superficiais através do seu transporte com o fluxo de água. Apesar de amplamente divulgado na literatura, a solubilidade em água pode não ser o fator mais importante na lixiviação de agrotóxicos. Experimentos realizados com os herbicidas simazina e isoxaben, que são moderadamente polares, mostraram pequeno potencial de lixiviação.

A adsorção de agrotóxicos por partículas de solos é que determina o potencial de lixiviação desses compostos e muitas propriedades físicas e químicas dos solos e dos agrotóxicos influenciam essa adsorção. O aumento do conteúdo de matéria orgânica do solo também aumenta a capacidade de adsorção nesses solos, diminuindo, portanto, a lixiviação dos agrotóxicos adsorvidos, principalmente dos agrotóxicos não iônicos. Da mesma forma, a adsorção é significativamente afetada pela ionização dos compostos. Agrotóxicos catiônicos são fortemente adsorvidos devido às interações eletrostáticas com as cargas negativas da superfície dos solos. Para agrotóxicos iônicos ou ionizáveis, a constante de dissociação ácida (pKa) é de primordial importância para a adsorção desses compostos no solo. A constante pka é definida como valor do pH, no qual 50% das moléculas do agrotóxico estão na forma ionizada (catiônica ou aniônica) e 50% na forma neutra. Assim, os agrotóxicos classificados como bases fracas, cujos valores de pKa estão próximos dos valores de pH do solo (no caso do Brasil, os solos têm na sua maioria valores de pH abaixo de 7) são adsorvidos mais fortemente à medida que o pH do meio diminui, aumentando a fração da base na forma catiônica através da protonação da molécula, isto é, ligação de um próton à molécula. Os compostos fracamente ácidos são, de modo geral, adsorvidos pela matéria orgânica dos solos, em função do pH. Os agrotóxicos ácidos com pH acima do pKa estão na forma ionizada e devido às cargas negativas do agrotóxico ionizado, esse não é facilmente adsorvido pelos minerais de argila, ocorrendo até mesmo a repulsão pelas cargas negativas presentes na superfície dos solos. Porém, os compostos ácidos na forma iônica são adsorvidos em pequenas quantidades pela matéria orgânica e óxidos de ferro e alumínio do solo. Assim, devido a essa característica, os agrotóxicos ácidos apresentam grande potencial de lixiviação nos solos.

Além da lixiviação, o escoamento superficial (ou *run-off*) de agrotóxicos pode também ser causa de contaminação dos recursos hídricos. Esse fenômeno parece ser a principal fonte de contaminação não pontual de águas superficiais. O escoamento superficial ocorre quando a água de chuva, ou de irrigação, é aplicada ao solo a uma taxa maior do que sua capacidade de absorção, parte dessa água pode contribuir para a lixiviação dos compostos no perfil do solo. Dependendo da solubilidade do agrotóxico, a água escoada pode carregar os agrotóxicos aplicados ao solo, através da dissolução dos compostos na fase aquosa ou ainda através do carregamento das próprias partículas de solo contendo os compostos adsorvidos.

Dessa forma, a significância da contaminação de águas superficiais por escoamento superficial depende da textura e conteúdo de água do solo, da erodibilidade e da inclinação da área tratada com agrotóxicos e do tempo e quantidade de água de chuva ou de irrigação.

Não apenas os fenômenos de transporte, como lixiviação e escoamento superficial, mas também a persistência determina o grau de contaminação de águas superficiais e subterrâneas por agrotóxicos. Assim, os processos de degradação têm papel importante no destino e disposição final dos agrotóxicos no ambiente.

Normalmente, sob o ponto de vista da contaminação de águas subterrâneas e superficiais, os produtos de degradação dos agrotóxicos são biologicamente menos ativos, mas geralmente são mais polares do que o composto inicial, tornando-se potencialmente mais disponíveis para a lixiviação.

# 14 Processos de Degradação de Agrotóxicos em Ambientes Aquáticos

Conforme já mencionado, a hidrólise de agrotóxicos na presença ou ausência de catalisadores é o mais importante processo abiótico de degradação em meio aquático, sendo o pH do meio um fator importante na extensão dessa degradação. Da mesma forma, a degradação fotoquímica pode ter papel significativo na degradação de agrotóxicos em água. Embora muitos agrotóxicos não absorvam luz ultravioleta no comprimento de onda emitido pela luz solar, a presença de agentes fotossensíveis no meio, isso é, de compostos que absorvem a energia emitida pela luz solar e transferem essa energia para outras moléculas, possibilita que a degradação fotoquímica ocorra.

Deve-se considerar, portanto, que a fotodegradação de agrotóxicos em água pode ocorrer quando essas moléculas estiverem expostas a longos períodos de radiação solar. Entretanto, a fotólise pode ser um fator de menor importância na degradação dessas moléculas em ambientes aquáticos de grande turbidez, onde a penetração da luz no meio pode ser bastante reduzida.

A biomassa total dos ambientes aquáticos é constituída principalmente por micro-organismos, incluindo fungos, bactérias e algas unicelulares. Essa população microbiana pode ter uma relação próxima à da população microbiana de sistemas terrestres vizinhos, devido ao carregamento de partículas de solos e de matéria orgânica pela água de chuva ou rega, ou por erosão do solo. Dessa forma, a degradação de agrotóxicos por processos bióticos pode ocorrer também em ambientes aquáticos, embora nesses ambientes a concentração de indivíduos seja, normalmente, muito menor do que no solo.

Devido à baixa concentração dos agrotóxicos em função da diluição nas águas superficiais e subterrâneas e a diferente composição de populações de organismos, os processos microbiológicos envolvidos na degradação dos agrotóxicos nos recursos hídricos podem não ser os mesmos envolvidos na degradação desses compostos no solo.

Assim, a possibilidade de contaminação de águas superficiais e subterrâneas por agrotóxicos está diretamente relacionada aos processos que envolvem o comportamento dessas moléculas no ambiente edáfico.

Além da contaminação do solo e da água, a atmosfera do agroecossistema também pode ser contaminada por evaporação de resíduos dos agrotóxicos da superfície da cultura ou do solo contaminado, bem como dos ambientes aquáticos contaminados.

Em qualquer aplicação de agrotóxico há possibilidade de contaminação da atmosfera, cujas moléculas podem estar no estado sólido, líquido ou gasoso. Todas as pulverizações estão sujeitas a derivas e ao arrastamento pelo vento. A volatilização das moléculas do solo e da água também representa uma fonte de contaminação da atmosfera. Por outro lado, as águas das chuvas, formadas pela condensação e precipitação do vapor de água, também transportam agrotóxicos, pois promovem o arrastamento de muitos desses resíduos presentes no ar e na poeira dispersa na atmosfera, de volta para o solo ou para as águas.

# Contaminação de Alimentos por Agrotóxicos

# 15

De modo geral, os agrotóxicos são utilizados para proteger as culturas, antes e após a colheita, de infestação por pragas e doenças das plantas e animais. Apesar dos efeitos benéficos para a produção, o uso de agrotóxicos, no entanto, é bastante controversa. Mesmo após uma boa prática agrícola, uma possível consequência da utilização de agrotóxicos pode ser a presença de resíduos nos produtos tratados, como resultado direto de sua utilização ou da contaminação ambiental. Esses resíduos são expressos sempre em miligramas do agrotóxico e/ou seus derivados por quilograma do produto tratado (mg/kg).

A exposição dos consumidores aos resíduos de agrotóxicos em alimentos é uma preocupação constante da sociedade, dos órgãos governamentais e das autoridades sanitárias, pois pode causar problemas de saúde pública, principalmente se os agrotóxicos não forem usados de modo correto e não forem observadas as recomendações técnicas. Os efeitos adversos da utilização dos agrotóxicos dependem de sua natureza, bem como da quantidade e da duração da exposição individual. A exposição excessiva a determinados produtos pode causar efeitos agudos adversos à saúde, enquanto outros podem causar efeitos crônicos.

A definição de resíduos de agrotóxicos é dada pelo *Codex Alimentarius* - Programa Conjunto da Organização das Nações Unidas para a Agricultura e a Alimentação (FAO) da Organização Mundial da Saúde (OMS), fórum internacional de normalização sobre alimentos, criado em 1962, cujas normas têm como finalidade proteger a saúde da população, assegurando práticas equitativas no comércio regional e internacional de alimentos, criando mecanismos internacionais dirigidos à remoção de barreiras tarifárias, fomentando e coordenando todos os trabalhos que se realizam em normalização.

Segundo o *Codex Alimantarius*, resíduos de agrotóxicos são definidos como a presença dessas substâncias nos alimentos, grãos e outras partes das culturas, resultantes de sua utilização. O termo inclui também qualquer derivado de um agrotóxico como, por exemplo, os produtos de conversão, os metabólitos, os produtos de reação e as impurezas que possam ser consideradas de importância toxicológica.

A Agência Nacional de Vigilância Sanitária (ANVISA) do Ministério da Saúde é o órgão federal responsável pela legislação aplicável a resíduos em alimentos. A ANVISA é a responsável, dentre outras competências, pela avaliação e classificação toxicológica de agrotóxicos. Ela deve também estabelecer as tolerâncias ou limites máximos de resíduos (LMR), que são as quantidades máximas de resíduos de agrotóxicos permitidas nos alimentos. O LMR é estabelecido pela ANVISA, por meio da avaliação de estudos conduzidos em campo, nos quais são analisados os teores de resíduos de agrotóxicos que permanecem nas culturas após a aplicação, seguindo as Boas Práticas Agrícolas (BPA). Cabe a ANVISA estabelecer também o intervalo de confiança (ou período de carência), que é o intervalo de tempo em dias entre a última aplicação e a colheita, que deve ser observado pelo agricultor. Segundo a legislação, o limite de carência deve fazer parte das instruções do rótulo ou bula das formulações comerciais dos agrotóxicos.

O LMR é definido como a quantidade máxima de resíduo de agrotóxico ou afim oficialmente aceita no alimento, em decorrência da aplicação adequada numa fase específica, desde sua produção até o consumo, expressa em mg/kg, e o intervalo de segurança é o intervalo de tempo entre a última aplicação do agrotóxico e a colheita ou comercialização.

A ANVISA iniciou em 2001 o Programa de Análise de Resíduos de Agrotóxicos em Alimentos (PARA), o qual se transformou em um Programa da ANVISA, no ano de 2003, através da Resolução da Diretoria Colegiada RDC 119/2003. Esse Programa é uma ação do Sistema Nacional de Vigilância Sanitária (SNVS), coordenado pela ANVISA em conjunto com os órgãos de vigilância sanitária de 25 estados participantes e o Distrito Federal. O Programa de Análise de Resíduos de Agrotóxicos em Alimentos foi iniciado em 2001 pela ANVISA com o objetivo principal de avaliar continuamente os níveis de resíduos de agrotóxicos nos alimentos *in natura* que chegam à mesa do consumidor, fortalecendo a capacidade do governo em atender a segurança alimentar, evitando possíveis agravos à saúde da população, sendo ampliado e, atualmente tendo como objetivos:

- implantar ações de controle e estruturar um serviço para avaliar a qualidade dos alimentos em relação aos resíduos de agrotóxicos com vistas à segurança alimentar, evitando possíveis danos à saúde da população;
- verificar a presença de resíduos de agrotóxicos não autorizados pela legislação brasileira em vigor;
- rastrear possíveis problemas nessa área e subsidiar ações de fiscalização;
- verificar se os resíduos nos alimentos estão excedendo os Limites Máximos de Resíduos autorizados pela legislação em vigor;
- monitorar o uso de agrotóxicos realizando um mapeamento de risco.

A ANVISA coordena o Programa em conjunto com as Coordenações de Vigilância Sanitária dos estados da Federação envolvidos no PARA, os quais vêm realizando os procedimentos de coleta dos alimentos nos supermercados para posterior envio aos laboratórios.

No final de 2008, foram adotadas ações para ampliação do Programa, sendo que em 2011 fizeram parte do PARA 25 estados: Acre, Alagoas, Amapá, Amazonas, Bahia, Ceará, Distrito Federal, Espírito Santo, Goiás, Minas Gerais, Maranhão, Mato Grosso, Mato Grosso do Sul, Pará, Paraíba, Paraná, Pernambuco, Piauí, Rio de Janeiro, Rio Grande do Norte, Rio Grande do Sul, Rondônia, Roraima, Santa Catarina, Sergipe e Tocantins.

Em 2009, o programa monitorou 20 culturas em 26 estados do Brasil. As culturas monitoradas foram: abacaxi, alface, arroz, banana, batata, cebola, cenoura, feijão, laranja, maçã, mamão, manga, morango, pimentão, repolho, tomate, uva, couve, beterraba e pepino. Já em 2011 as culturas escolhidas foram alface, arroz, cenoura, feijão, mamão, pepino, pimentão, tomate e uva. A escolha dessas culturas se baseou nos dados de consumo obtidos pelo Instituto Brasileiro de Geografia e Estatística (IBGE), na disponibilidade desses alimentos nos supermercados das diferentes Unidades da Federação e no intensivo uso de agrotóxicos nessas culturas.

Das 3.130 amostras de 20 alimentos coletadas e analisadas pela agência em 2009, 907 (29%) foram consideradas insatisfatórias. Em 2011 o número de alimentos analisados foi menor: 1.628 amostras e 36% foram considerados insatisfatórios e 22% não tinham resíduos de agrotóxicos.

As principais irregularidades encontradas nas amostras foram:

- presença de agrotóxicos em níveis acima do Limite Máximo de Resíduos (LMR) em 88 amostras, representando 2,8% do total em 2009 e 2,3% em 2011 ;
- utilização de agrotóxicos não autorizados (NA) para a cultura em 744 amostras, representando 23,8% do total em 2009 e 32% em 2011;
- resíduos acima do LMR e produtos não autorizados para a cultura, na mesma amostra em 75 amostras, representando 2,4% do total em 2009 e 1,9% em 2011.

Das amostras coletadas em 2009, 842 (26,9%) foram rastreadas até o produtor/associação de produtores, 163 (5,2%) até o embalador e 2.032 (64,9%) até o distribuidor. Somente 93 (3%) amostras não tiveram qualquer rastreabilidade. Os casos mais problemáticos foram os do pimentão, com 80% das amostras insatisfatórias; a uva, com 56,4%; o pepino, com 54,8% e o morango, que teve 50,8%. A cultura que apresentou melhores resultados foi a da batata com irregularidades em apenas 1,2% das amostras analisadas. As informações registradas das amostras de 2011 e de 2012 revelaram que está havendo uma evolução, pois 36% das amostras foram rastreadas em 2012, contra 31% em 2009 e 29% em 2010.

Em 15 das 20 culturas analisadas foram encontrados ingredientes ativos em processo de reavaliação toxicológica junto a ANVISA, devido aos efeitos negativos desses agrotóxicos para a saúde humana e que não estão autorizados para essas culturas.

Nessa situação, chamou a atenção a grande quantidade de amostras de pepino e pimentão contaminadas com endossulfan, de cebola e de cenoura contaminadas com acefato e de pimentão, de tomate, de alface e de cebola contaminadas com metamidofós. Além de serem proibidas em vários países do mundo, essas três substâncias já começaram a ser reavaliadas pela ANVISA e tiveram indicação de banimento do Brasil. Nas amostras de 2012, chama a atenção a quantidade de princípios ativos não autorizados ainda utilizados e detectados principalmente em arroz, laranja e morango, incluindo o endossulfan.

A ANVISA realiza a reavaliação toxicológica de ingredientes ativos de agrotóxicos sempre que existe algum alerta nacional ou internacional sobre o perigo dessas substâncias para a saúde humana. Em 2008, a Agência colocou em reavaliação 14 ingredientes ativos de agrotóxicos, dentre eles o endossulfan, o acefato e o metamidofós. Juntos, esses 14 ingredientes representam 1,4 % das 431 moléculas autorizadas para serem utilizadas como agrotóxicos no Brasil.

Para outras cinco substâncias, a ANVISA já publicou as consultas públicas e está na fase final da reavaliação. Nesses casos, houve quatro recomendações de banimento (acefato, metamidofós, endossulfan e triclorfom) e uma indicação de permanência do produto com severas restrições nas indicações de uso (fosmete).

Outra irregularidade apontada pelo PARA em 2008 e 2012 foi a presença de resíduos de agrotóxicos acima do permitido, respectivamente em 2,7% e 1,5% das amostras coletadas de alimentos, o que evidencia a utilização de agrotóxicos em desacordo com as informações presentes no rótulo e bula do produto Ou seja, está ocorrendo não seguimento de indicação do número de aplicações ou da quantidade de ingrediente ativo por hectare ou ainda do intervalo de segurança. Algumas amostras apresentaram resíduos de agrotóxicos acima do permitido e ingredientes ativos não autorizados para aquela cultura. No balanço geral, das 3.130 amostras coletadas, 29% apresentaramalgum tipo de irregularidade, tanto em 2008 quanto em 2012.

No ano de 2010, das 2.488 amostras analisadas pelo PARA, 37% delas não apresentaram resíduos de agrotóxicos. Entretanto para 35% das amostras analisadas foram encontrados resíduos em níveis abaixo do LMR e 28% dessas amostras foram consideradas insatisfatórias, por apresentarem resíduos de produtos não autorizados ou, autorizados, mas acima do LMR.

Segundo a ANVISA, das 2.488 amostras analisadas em 2008, 694 (28%) e das 1.665 de 2012, 483 (29%) foram consideradas insatisfatórias e as principais irregularidades, considerando os IA pesquisados, foram: presença de agrotóxicos em níveis acima do LMR, correspondendo respectivamente a 1,7% e 1,5% do total; constatação de agrotóxicos não autorizados (NA) para a cultura, correspondendo respectivamente a 24,3% e 25% do total e resíduos acima do LMR e NA simultaneamentecorrespondendo a 1,9% do total em 2008 e aumento para 2,5% em 2012.

As amostras insatisfatórias com níveis de agrotóxicos acima do LMR evidenciam sua utilização em desacordo com as determinações presentes nos rótulos e bulas: maior número de aplicações, quantidades excessivas de agrotóxicos aplicados por hectare, por ciclo ou safra da cultura, e não cumprimento do intervalo de segurança ou período de carência. Por outro lado, os resultados insatisfatórios devido à utilização de agrotóxicos não autorizados resultam de dois tipos de irregularidades: seja porque foi aplicado um agrotóxico não autorizado para aquela cultura, mas cujo ingrediente ativo está registrado no Brasil e com uso permitido para outras culturas; seja porque foi aplicado um agrotóxico banido do Brasil ou que nunca teve registro no país, logo, sem uso permitido em nenhuma cultura.

Os agrotóxicos mais detectados nas análises do PARA em 2010 e 2012 foram, respectivamente, o carbendazim e o clorpirifós.

# 16 Redução do Uso de Agrotóxicos

A utilização de agrotóxicos na agricultura deveria ser parte de uma estratégia de manejo integrado, da qual fariam parte, entre outras práticas aplicáveis, o controle biológico, a rotação de culturas e o monitoramento de pragas. Mas, infelizmente, na maioria das vezes, os compostos agrotóxicos são utilizados como único método de controle, o que acarreta uma série de impactos negativos no ambiente. Assim, a redução dos problemas ambientais, de saúde dos trabalhadores e de consumidores pelo uso crescente de agrotóxicos deve necessariamente levar em conta a mudança no modo de produção.

Em 2007, a FAO, órgão das Nações Unidas para a Agricultura e a Alimentação, divulgou um relatório em que reforçou o potencial e a necessidade da agricultura ecológica substituir a agricultura convencional. Para a FAO, o atual modelo de produção agrícola é paradoxal, pois ao mesmo tempo em que produz comida de sobra, a fome atinge mais de um bilhão de pessoas; O uso de agroquímicos, agrotóxicos e fertilizantes vem crescendo, mas a produtividade das culturas não. Por último, o conhecimento sobre alimentação e nutrição está cada vez mais disponível e é acessado cada vez de forma mais rápida, porém um número crescente de pessoas sofre de má-nutrição.

A Conferência das Nações Unidas sobre Comércio e Desenvolvimento (UNCTAD) publicou, em 8 de fevereiro de 2010, uma revisão do seu relatório "Comércio e Meio Ambiente 2009/2010". Esse relatório aponta para a necessidade de mudança para um "crescimento" limpo, em resposta à crise financeira global, bem como as preocupações sobre a mudança climática e os preços dos alimentos.

Segundo o relatório, as grandes crises que o mundo está vivenciando devem ser transformadas em oportunidades para mudanças radicais de política econômica. Essas mudanças devem acontecer prioritariamente em três áreas: eficiência energética, agricultura sustentável e energias renováveis para o desenvolvimento rural.

Sobre a agricultura sustentável, a UNCTAD recomenda que os governos incentivem o uso de várias formas de agricultura, incluindo a agricultura orgânica, a agricultura de baixo uso de insumos externos e o manejo integrado de pragas que minimize o uso de agroquímicos.

A agricultura sustentável é de "importância estratégica" para o crescimento e a redução da pobreza em muitos países em desenvolvimento. Além de ser ambientalmente mais segura, ela normalmente se adapta às condições dos agricultores familiares que formam a maioria dos produtores de alimentos no mundo em desenvolvimento. Segundo UNCTAD, as fazendas que se dedicam à produção orgânica certificada no leste da África foram significativamente mais rentáveis do que os grupos comparáveis de fazendas envolvidas na produção convencional. Além disso, a conversão biológica da agricultura em muitos países africanos está associada com o aumento, em vez de reduções na produtividade. A agricultura sustentável também proporciona uma margem considerável para a mitigação da mudança climática.

A adoção de políticas coerentes nacionais e internacionais para promover a utilização de métodos de produção mais sustentável, incluindo a agricultura ecológica, poderia ajudar a reduzir os custos, a desenvolver novos mercados, a melhorar a receita e a segurança alimentar. O relatório recomenda que os financiamentos públicos para pesquisas e trabalho de extensão para apoio aos agricultores devem ser transferidos para a "agricultura sustentável baseada nos ecossistemas".

Parte II

# SANEANTES/DESINFESTANTES

Parte II

# INTRODUÇÃO

O controle de pragas e vetores urbanos tem sido realizado, principalmente, por meio do manejo do ambiente, denominado de Manejo Integrado de Pragas (MIP), que envolve interferências no meio de forma a impossibilitar ou dificultar o estabelecimento e a proliferação de espécies indesejáveis. Mas, em muitas situações, além do manejo ambiental, faz-se necessária a aplicação de biocidas. Em situações de risco elevado, de epidemias, de vulnerabilidade social, entre outras, o uso de insumos biocidas, como inseticidas e rodenticidas, entre outros, são de grande utilidade para diminuir rapidamente a infestação e minimizar a probabilidade da transmissão de doenças.

Além disso, cabe destacar que algumas cidades apresentam condições estruturais e sanitárias adequadas (Figura I.1), o que favorece o controle de animais indesejáveis, denominados genericamente de fauna sinantrópica, por meio de modificações das características ambientais que possibilitam o abrigo e acesso desses animais. Mas, em outras cidades, e também de modo geral na periferia das grandes metrópoles, os aspectos estruturais (Figura I.1) dificultam ações diretas na modificação do meio, sendo necessário o uso de desinfestantes (biocidas) para controle de zoonoses importantes.

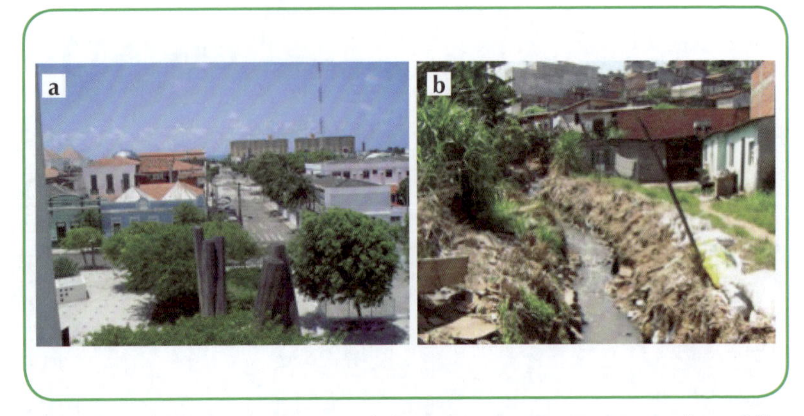


**Figura I.1** - A foto (a) mostra uma cidade onde a organização estrutural possibilita a aplicação do manejo integrado de pragas (MIP) no controle de zoonoses; situação diferente das condições mostradas na foto (b), cuja intervenção no controle de pragas e de vetores, muitas vezes, se faz por meio da aplicação de desinfestantes.

O termo desinfestante não se refere a uma categoria diferente de grupos químicos e de ingredientes ativos específicos dos agrotóxicos aplicados na agricultura. Muitas vezes são os mesmos ingredientes ativos e as mesmas formulações, mas para finalidade de registro, os produtos para uso em áreas urbanas são denominados desinfestantes, enquanto aqueles para uso agrícola são os chamados agrotóxicos. Os desinfestantes podem ter uso em campanhas de saúde pública, por empresas especializadas, domissanitário de venda livre ao consumidor e para jardinagem amadora. Por exemplo, o inseticida piretroide cipermetrina e o herbicida glicina substituída glifosato têm registro para uso agrícola, são agrotóxicos, e, também, para uso urbano, são desinfestantes.

A própria legislação federal (Lei Federal 7.802) define agrotóxicos como "*produtos químicos destinados ao uso nos setores de produção, no armazenamento e beneficiamento de produtos agrícolas, nas pastagens, na proteção de florestas, nativas ou implantadas, e de outros ecossistemas e também de* ***ambientes urbanos****, hídricos e industriais, cuja finalidade seja alterar a composição da flora e da fauna, a fim de preservá-las da ação danosa de seres vivos considerados noci-*

*vos, bem como substâncias e produtos, empregados como desfolhantes, dessecantes, estimuladores e inibidores de crescimento*". Portanto, em tese, não seria necessário o uso de termos diferentes, agrotóxicos e desinfestantes, para designar os mesmos ingredientes ativos, as mesmas formulações e as mesmas, ou similares, metodologias de aplicação, mas não é o que ocorre.

# Histórico, Legislação e Registro

# 17

O controle dos insetos com a utilização de compostos químicos começou efetivamente na década de 1940 com a descoberta, em 1939, das propriedades biocidas, mais especificamente inseticidas, do organoclorado DDT, embora as primeiras moléculas desse composto tenham sido sintetizadas em 1873. A descoberta da ação inseticida a uma grande variedade de espécies e seu amplo poder residual decorreu da realização, por Paul Müller em 1939, do ensaio descrito por Othmar Zeider, em 1873. A partir de então foram sintetizadas diferentes moléculas organossintéticas com atividade biocida, como outros inseticidas organoclorados, os herbicidas fenoxiácidos, os fungicidas ftalimídicos e os rodenticidas cumarínicos. Na década de 50 foram introduzidos no mercado os inseticidas organofosforados e os carbamatos, bem como herbicidas triazínicos e bipiridílicos, entre outros compostos com atividade biocida. Os piretroides, amplamente utilizados hoje em dia, os amidopirimídicos, o glifosato e sulfosato, muito utilizados na agricultura, e os difenílicos, entre outros, foram sintetizados e introduzidos comercialmente nos anos setenta.

A Lei Federal 6360/1976, de 23 de setembro de 1976, regulamentada pelo Decreto 79094, de 05 de janeiro de 1977, com alterações nos Decretos 83239, de 06 de março de 1979, e 3961, de 10 de outubro de 2001, dispõe sobre a vigilância sanitária a que ficam sujeitos os medicamentos, as drogas, os insumos farmacêuticos e correlatos e saneantes. Define produtos saneantes desinfestantes como substâncias ou preparados destinados à higienização, desinfecção ou desinfestação domiciliar, em ambientes coletivos públicos ou privados, bem como no tratamento de água, além de estabelecer os critérios básicos para registro destes produtos, entre os quais se encontram os inseticidas e os rodenticidas.

Em 16 de agosto de 2010 foi publicada a Resolução da Diretoria Colegiada RDC nº 34 da Agência Nacional de Vigilância Sanitária (ANVISA) que dispõe sobre o Regulamento Técnico para produtos saneantes desinfestantes, e que abrange os produtos para controle de insetos, de roedores e de outros animais incômodos à saúde. Este Regulamento incorpora a Resolução GMC MERCOSUL nº 18/2010 ao ordenamento jurídico nacional e define conceitos e estabelece critérios para registro e uso desses produtos. Destaca por exemplo, que as formulações de desinfestantes não podem ser confundidas com alimentos, bebidas, cosméticos ou medicamentos, permitindo a utilização de corantes a fim de evitar confusão. Também estabelece a apresentação de testes de eficácia sobre a praga-alvo, incluindo dados sobre aplicação do produto, simulando condições de uso, preferencialmente com a utilização de protocolos de organizações internacionais, além dos testes de toxicidade já preconizados pela Lei Federal 6360/1976, de 23 de setembro de 1976. Um ponto que pode ser preocupante refere-se a registros de novos produtos que possuam a mesma fórmula qualitativa de um produto já registrado ou modificações na concentração de uma ou mais substâncias de um produto já registrado. Nesse caso a autoridade sanitária competente poderá dispensar a apresentação da determinação experimental da $DL_{50}$. O proposto na Resolução, sem dúvida, facilita o registro de variações de um determinado produto pelo fabricante ou importador, mas por outro lado pode aumentar os riscos ambientais e à saúde, uma vez que alterações nas concentrações dos ingredientes ativos podem ter impactos diferentes sobre o ecossistema. Outro ponto importante refere-se ao uso de aparelhos aplicadores. Quando necessária a utilização de equipamentos para aplicação dos produtos, seu desenho esquemático e a explicação para seu funcionamento devem acompanhar o pedido de registro. Nesses casos, também deve ser comprovada a eficácia do funcionamento do equipamento e sua segurança para seres humanos e para o ambiente.

A RDC 34 proíbe o uso de ingredientes ativos de inseticidas classificados nas classes toxicológicas Ia e Ib, exceto o diclorvós, bem como de rodenticidas à base de alfanaftiltioureia (ANTU), arsênico e seus sais, estricnina, fosfetos metálicos, fósforo branco, monofluoroacetato de sódia (1080), monofluoroacetamida (1081), sais de bário e sais de tálio. Como componentes complementares da formulação são permitidos aqueles listados no *Code of Federal Regulation USEPA,* 1994, v. 40, *Parts 150 to 189 180.1001* item C e suas atualizações, além de butóxido de piperonila, dicarboximida, N-octil sulfóxido de isosafrol, octacloro dipropiléter, óleo de gergelim. Quando a formulação apresentar substâncias que não constarem da lista da USEPA, o solicitante deve apresentar nome técnico, nome comum, sinônimos, nome comercial, nome químico, fórmula estrutural, estado físico, peso molecular, ponto de fusão, ponto de ebulição, solubilidade, pressão de vapor, densidade, dados toxicológicos, limites de segurança de exposição no trabalho e concentração máxima permitida para avaliação técnica do órgão competente. Ainda, essa RDC estabelece que não é permitido o uso de substâncias mutagênicas, teratogênicas, carcinogênicas ou transgênicas para o homem.

Segundo o estabelecido pela RDC 34, os produtos desinfestantes podem ser registrados para pronta aplicação para fins domiciliares, em edifícios públicos ou coletivos para o controle de insetos, roedores e outras pragas e ter sua venda direta ao consumidor ou restrita a instituições ou empresas especializadas, nesse caso para fins profissionais. Atualmente, podem ser registrados inseticidas em diferentes formulações e formas de aplicação como, por exemplo, as citadas na Tabela 17.1.

Tabela 17.1. Algumas formulações e formas de aplicação de desinfestantes passíveis de serem registradas pelo órgão competente

| Formulação | Forma de aplicação |
|---|---|
| Pó | Polvilhamento |
| Líquida em preparações do tipo solução, emulsão ou suspensão | Aspersão |
| Fumigante | Volatilização ou por combustão |
| Isca em preparações variadas que contenham substâncias capazes de atrair insetos | Aplicação direta |
| Autopropelentes | - |

Adaptado de: RDC 34/2010.

Por ocasião da solicitação do registro dos desinfestantes, o interessado deve apresentar os testes de eficácia contra as pragas indicadas, e se tiver ação também sobre outras espécies indesejáveis pode ser apresentado teste de eficácia ou dados de literatura. Como os testes de eficácia devem simular as condições de uso, essa determinação permite que os resultados de testes realizados sob outras condições ambientais possam ser usados diretamente sem nenhum tipo de correção ou avaliação. A Resolução ainda permite que os testes de eficácia sejam realizados em laboratórios nacionais ou internacionais, públicos ou privados, possibilitando dessa forma que as grandes empresas multinacionais se sobreponham às instituições públicas nacionais. Ao solicitar o registro de um produto deve estar definida a concentração de ingrediente(s) ativo(s), respeitando a concentração máxima estabelecida pelos órgãos competentes, visando minimizar os riscos ambientais e à saúde humana durante a manipulação do produto inseticida. Essa concentração é estabelecida a partir de dados obtidos em testes de toxicidade e a existência e disponibilidade de antídotos. Além da avaliação da toxicidade do ingrediente ativo, também são considerados solventes, diluentes e propelentes presentes na formulação. A associação de ingredientes ativos é permitida, desde que as concentrações de cada ingrediente ativo sejam proporcionalmente reduzidas e de modo que a toxicidade na diluição final permita sua inclusão na classe toxicológica III. Os produtos inseticidas podem conter em sua composição, além do ingrediente ativo, substâncias sinérgicas ou ativadoras, sejam elas naturais ou sintéticas, para reforçar a eficácia do produto, desde que venham a ser autorizadas pela autoridade sanitária competente.

Os produtos rodenticidas, de modo geral, contêm ingredientes ativos com elevada toxicidade e, atuam em roedores que, como os seres humanos e seus animais de estimação são homeotermos e bastante parecidos metabolicamente. Portanto, a venda a granel e de produtos de alta toxicidade somente é permitida para empresas especializadas e órgãos públicos. Os rodenticidas aprovados para venda livre ao consumidor devem apresentar menor toxicidade. Assim, para registro, esses produtos devem conter na fórmula, além do ingrediente ativo com ação letal para roedores, atraentes mais específicos para roedores, cores que não confundam com alimentos e adição de substâncias amargantes minimizando o risco de ingestão acidental, especialmente por crianças. Como para os inseticidas, deve haver antídoto para o ingrediente ativo quando em exposição acidental.

Para obtenção do registro, atendendo a RDC 34, o solicitante deve apresentar o Relatório Técnico contemplando os seguintes pontos:

- nome e marca do produto;
- categoria (inseticida, rodenticida, repelente);
- destino/aplicação (venda livre ou entidade especializada);
- composição qualitativa e quantitativa expressa em concentração percentual (p/p, v/v);
- nome químico e nome comum, fórmula estrutural, fórmula bruta dos ingredientes ativos e número do CAS (*Chemical Abstract Service*). Nome químico ou comum com número do CAS para os demais componentes da formulação;
- descrição das embalagens primária e secundária;
- descrição do sistema de identificação do lote ou partida;

- metodologia de análise dos ingredientes ativos e sua determinação no produto formulado;
- pureza e procedência dos produtos técnicos e demais componentes;
- identidade, concentração e toxicidade, quando aplicável, das impurezas presentes nos ingredientes ativos;
- classe segundo a atividade contra a praga-alvo, grupo químico e modo de ação;
- modo e restrições de uso;
- forma de apresentação, características físicas e químicas da formulação;
- incompatibilidade físico-química com outras substâncias, se houver;
- indicação das pragas contra as quais é recomendado;
- especificações do fornecedor de válvulas (em relação à porcentagem de partículas com diâmetro $< 15\ \mu m$);
- determinação da $DL_{50}$ oral para produtos de venda livre;
- dados toxicológicos para inseticidas de venda restrita ($DL_{50}$ dérmica e oral, irritabilidade dérmica, ocular e sensibilidade cutânea);
- avaliação de risco;
- provas de eficácia do produto na diluição final de uso, com dados experimentais;
- os laudos dos testes feitos com o produto formulado deverão ser acompanhados dos resultados das análises química quantitativa e qualitativa;
- dados que comprovem a estabilidade do produto durante o prazo de validade;
- para produtos de venda restrita, apresentação de métodos de desativação e descarte do produto e da embalagem, de modo a impedir que os resíduos remanescentes provoquem riscos à saúde humana e ao meio ambiente;

- informações toxicológicas, primeiros socorros, tratamento médico de emergência e antídoto para cada formulação.

Outro aspecto abordado na RDC 34, e de grande importância, é a rotulagem do produto. Os rótulos devem ser padronizados, facilitando a identificação do produto e a distinção entre as demais substâncias que tenham uso domissanitário, minimizando, assim, os riscos de acidentes, sejam ambientais ou de intoxicações humanas. O rótulo deve apresentar, de maneira clara:

- informações referentes à finalidade de utilização do produto, incluindo a praga-alvo e o modo de aplicação;
- nome comercial ou marca do produto formulado, constando, sempre, o nome do ingrediente ativo abaixo do nome comercial;
- número de registro outorgado pela autoridade sanitária competente;
- local e data de fabricação e prazo de validade, nome e endereço da empresa fabricante;
- se o produto for importado, país de origem, com nome e endereço da empresa fabricante e nome e endereço da empresa distribuidora no Brasil.

O nome do responsável técnico e inscrição no conselho profissional devem estar facilmente visíveis. Também no rótulo devem constar, obrigatoriamente, informações alertando quanto à toxicidade do produto, como por exemplo: cuidado veneno (acompanhando a figura da caveira para rodenticidas), antes de usar leia com atenção as instruções do rótulo e conteúdo, perigo quando ingerido, inalado ou absorvido pela pele (conforme o caso), entre outras frases de advertência. Frases de caráter genérico - *não aplicar sobre alimentos e utensílios de cozinha plantas e aquários, não fumar ou comer durante a aplicação, em caso de intoxicação procurar o Centro de Intoxicações ou Serviço de Saúde levando a embalagem ou rótulo do produto, manter o produto fora do alcance de crianças e animais, não utilizar embalagens vazias* e *manter o produto na embalagem original* - devem constar no rótulo das embalagens. Orientações quanto aos procedimentos imediatos em caso de contato acidental também devem estar claramente visíveis nos rótulos. Por exemplo, quando houver ocorrência de contato direto lavar a parte atingida com água e sabão, ou se inalado em excesso remover a pessoa para local ventilado, entre outras.

O rótulo deve conter frases específicas de acordo com a formulação e os cuidados necessários à manipulação. Se for o caso, deve constar: agite antes de usar; para líquidos premidos deve estar presente a informação *não perfure o vasilhame mesmo vazio, proteja os olhos durante a aplicação, não jogue no fogo, perigoso se aplicado próximo a chamas e a superfícies aquecidas.* Deve ser destacado que durante a aplicação pessoas e animais não devem permanecer no local. Quando a formulação requer algum tipo de atenção especial em caso de acidente, isto deve ser informado, por exemplo, para inseticidas contendo destilados de petróleo, no rótulo deve constar que pode ser letal se ingerido e em caso de ingestão acidental não deve ser provocado vômito. Esta informação é de extrema importância, uma vez que as pessoas, de modo geral, tendem a achar que a eliminação do produto tóxico rapidamente, por meio de vômito, é uma maneira eficaz de se evitar a intoxicação. Por outro lado é importante salientar que, para isca ou pó de rodenticidas, em caso de ingestão acidental deve ser provocado o vômito. Outras observações direcionadas a cada ingrediente ativo e tipo de formulação devem estar facilmente visíveis, inclusive informações aparentemente lógicas como lavar as mãos com água e sabão após manuseio e não usar em ambientes com pouca ventilação nem na presença de pessoas asmáticas ou com alergias respiratórias ou no caso de empresas especializadas, orientar quanto ao uso de roupa protetora adequada, bem como o modo de eliminação e desativação do tóxico no caso de derrame, condições de armazenamento. Em todos os rótulos sempre devem constar indicações do produto para uso médico em caso de acidentes. Estas informações devem estar claras e facilmente visíveis e compreendem o grupo químico do ingrediente ativo e sua concentração em porcentagem p/p (peso/peso), o nome comum, as substâncias de interesse toxicológico como, por exemplo, solventes e propelentes, o antídoto que deve ser utilizado e o telefone de emergência.

As empresas especializadas na prestação de serviços de controle de vetores e pragas urbanas e, consequentemente, que manipulam inseticidas e rodenticidas, devem seguir a normalização disposta na Resolução da Diretoria Colegiada RDC ANVISA nº 52, de 22 de outubro de 2009, bem como o disposto na RDC 34, quando pertinente.

Interessante destacar que a RDC 52 determina que todos os procedimentos como: preparo de soluções, técnicas de aplicação, uso de equipamentos, entre outros, devem estar descritos em Procedimentos Operacionais Padrão (POP). A presença de POP contribui para minimizar o risco de acidente durante a manipulação do produto. Também salienta que os veículos que transportam produtos devem ter compartimento que os isolem dos ocupantes, visando minimizar a exposição do operacional em ambiente confinado, no caso o interior do veículo. Os produtos devem estar dispostos em embalagens adequadas a cada tipo, conforme preconizado pela Resolução n$^0$ 420, de 12 de fevereiro de 2004, da Agência Nacional de Transportes Terrestres (ANTT). Outros pontos de destaque referem-se à obrigatoriedade da tríplice lavagem das embalagens, quando aplicável, e a devolução adequada ao fornecedor ou ao fabricante dessas embalagens para destinação final adequada. Também salienta a necessidade do fornecimento ao cliente de comprovante de execução do serviço contendo: nome e concentração do ingrediente ativo e quantidade do produto aplicada, nome do responsável técnico e seu registro no conselho de classe, telefone do Centro de Informação Toxicológica mais próximo, endereço e telefone da empresa.

A Portaria nº 500, de 12 de março de 2009, do Ministério da Saúde, Gabinete do Ministro, dispõe, entre outras questões, quais os níveis de toxicidade dos ingredientes ativos que são permitidos para venda livre ao consumidor e para venda restrita a instituições ou empresas especializadas. A classificação toxicológica desses produtos baseia-se no desenvolvimento e avaliação dos testes de toxicidade.

# Controle de Vetores e Pragas Urbanas

# 18

O controle de vetores e pragas urbanas como, por exemplo, insetos e outros artrópodes, roedores, moluscos e plantas daninhas, deve obedecer aos princípios propostos no Manejo Integrado de Pragas (MIP), originalmente desenvolvido para as áreas agrícolas na década de 1970. O MIP, basicamente, consiste na adoção de medidas para utilização de tecnologia adequada ao local e de interferências no ambiente, visando à redução da população da praga, mantendo essa população em um nível abaixo daquele capaz de causar prejuízo. Esses princípios têm sido, em maior ou menor escala, incorporados pela saúde coletiva para embasar os programas de controle de vetores e pragas urbanas como, por exemplo, o controle do *Aedes aegypti* transmissor da dengue, e o controle de roedores. Um pouco diferente da agricultura, a premissa básica do manejo integrado de vetores e pragas urbanas recai sobre as interferências ambientais, e num segundo momento sobre as tecnologias de controle químico propriamente ditas.

O estabelecimento e a proliferação de espécies consideradas vetores e pragas urbanas dependem do local fornecer abrigo, acesso a esse abrigo, água e alimento. Portanto, quando se fala em manejo integrado, a ideia é alterar uma ou mais das condições ambientais favoráveis ao estabelecimento e a proliferação do vetor ou praga. Estabelecer horários de coleta de lixo evita que resíduos orgânicos fiquem expostos ao ambiente e, consequentemente, ao "ataque" de vetores e pragas urbanas, o que contribui para a interferência no acesso ao alimento. Outra forma de interferência, bastante eficaz no controle de mosquitos, é a destinação adequada de recipientes que possam acumular água, onde as fêmeas de muitas espécies depositam seus ovos. As alterações das condições ambientais são essenciais no controle de vetores e pragas urbanas, mas em situações de potenciais epidemias ou em locais de difícil acesso e controle, muitas vezes, o uso de insumos químicos tóxicos (desinfestantes) é o recurso mais utilizado.

O manejo integrado de vetores e pragas urbanas pode ser dividido essencialmente em duas etapas. A primeira etapa compreende o planejamento das atividades que serão desenvolvidas, e a segunda corresponde à execução das atividades previamente planejadas. Na fase de planejamento deve ser realizada uma vistoria ao local para avaliação da presença de pragas, determinação das principais espécies infestantes e dos locais onde estão preferencialmente alojadas. A partir da determinação das espécies infestantes e de seus locais de abrigo é possível se definir o ingrediente ativo, a formulação e a metodologia de aplicação mais indicadas. Nesse momento ainda é possível identificar as vias de entrada e de saída ao local e as condições propícias à instalação de vetores e pragas urbanas, bem como avaliar as condições físicas para entrada de equipamentos e descarte de resíduos e efluentes.

A etapa de execução compreende os procedimentos de higiene que devem ser adotados antes da aplicação do biocida, a aplicação do biocida e o monitoramento deste ambiente, avaliando os resultados obtidos periodicamente. Cabe lembrar que o controle de vetores e pragas urbanas envolve interferências ambientais e o uso de biocidas e, ambas, interferem nas relações ecológicas complexas estabelecidas no ecossistema urbano. Ainda vale lembrar que parte dos vetores e pragas urbanas apresenta dinâmica populacional flutuante cujas populações sofrem oscilações dependentes das variações térmicas e das condições de pluviosidade na região.

Devido à dinâmica urbana estabelecida, e ainda implementada no Brasil, se faz necessário, muitas vezes, o uso de desinfestantes das mais diversas classes, grupos químicos e formulações para o controle de vetores e de pragas urbanas. Os grandes problemas ambientais, decorrentes de uma ocupação desordenada e não legalizada e não fiscalizada, na maior parte das cidades brasileiras, conferem inúmeras dificuldades operacionais relacionadas às ações de reordenamento do meio urbano, bem como dificuldades de conscientização da população a essas ações, especialmente, quando as estratégias de readequação do meio ficam comprometidas em face de fatores econômicos com maior peso político.

Assim, é importante se ter em mente que os princípios do MIP devem ser levados em consideração não só quando se trata de controle de vetores e pragas em ambientes domiciliares, mas também quando o assunto envolve a saúde coletiva. O uso seguro de insumos potencialmente tóxicos, como inseticidas e rodenticidas, sempre envolve a avaliação dos possíveis impactos sobre o trabalhador responsável pela aplicação, sobre a população e sobre o meio ambiente. Para isso é de grande importância o conhecimento dos principais grupos químicos, formulações e metodologias de aplicação dos desinfestantes. Também se faz necessário o conhecimento de como são feitos os testes para avaliação da eficácia e toxicidade desses insumos. Outro ponto a ser abordado envolve a segurança à saúde do trabalhador e à população, potencialmente exposta a esses insumos tóxicos. Com base nessas informações é importante que se desenvolva um estudo de avaliação de risco ao ambiente e à saúde da população, seja de trabalhadores que manipulam e aplicam esses insumos, seja da população exposta a esses insumos.

# Grupos Químicos, Formulações e Metodologias de Aplicação

# 19

## Principais grupos químicos

Os diferentes grupos químicos apresentam mecanismos bioquímicos diversos pelos quais as moléculas de ingrediente ativo interagem com o seu alvo, causando alterações nos processos fisiológicos normais do organismo. O conhecimento da forma de ação de cada grupo químico proporciona informações importantes na segurança ambiental e na saúde humana, bem como, naturalmente, no controle da espécie-alvo. Dentro de cada grupo químico, alguns ingredientes ativos em formulações e concentrações específicas podem ser utilizados em áreas urbanas.

Entre os herbicidas destacam-se como saneantes o éter difenílico (etofenproxi), a glicina substituída (glifosato) e a imidazolinona. O metaldeído (tetraxocano) e a salcilanilida (niclosamida) são grupos químicos usados como moluscicidas. Já entre os rodenticidas, os ingredientes ativos aprovados para uso pertencem aos grupos químicos dos derivados da cumarínica e da indandiona e as benzotiopironas.

Os principais ingredientes ativos registrados como desinfestantes entre os inseticidas pertencem aos grupos químicos organossintéticos organofosforado, metil-carbamato, neonicotinoide, espinosina, fenil-pirazol, avermectina, piretróide, piretrina, oxadiazina, triazol, éster alifático insaturado, benzoilureico, triazinamina, éter piridiloxipropílico, amido hidrazona e sulfonamida alifática. Quanto ao mecanismo de ação dos produtos inseticidas podemos agrupá-los, genericamente, em ação neurotóxica, reguladores de crescimento, disruptores microbianos da membrana do intestino médio e inibidores do metabolismo energético.

## Inseticidas – mecanismos de ação

### *Neurotóxica*

A resposta rápida do animal a estímulos do ambiente e do próprio corpo se dá por meio do sistema nervoso através de impulsos nervosos que se propagam entre os neurônios excitando músculos e vísceras. Esses impulsos nervosos que percorrem os neurônios compreendem alterações na eletronegatividade celular relacionada com a permeabilidade da membrana celular, principalmente, aos íons sódio e potássio. O neurônio em repouso apresenta um potencial eletronegativo criado pelas bombas de sódio e de potássio, sendo mais positivo do lado de fora da célula do que no meio intracelular. A aplicação de um estímulo altera momentaneamente a estrutura dos canais de sódio da membrana, aumentando sua permeabilidade a este íon, o que facilita sua entrada na célula e desencadeia o potencial de ação que se propaga ao longo do corpo e axônio do neurônio. Quando o impulso nervoso atinge as terminações do axônio estimula a liberação de neurotransmissores nas sinapses, que irão causar alterações nos canais de sódio do neurônio seguinte. Nas sinapses há estruturas (botões sinápticos) que liberam neurotransmissores excitadores e outras que liberam neurotransmissores inibitórios. A acetilcolina é um dos neurotransmissores excitadores, enquanto o ácido gama-aminobutírico (GABA) é um dos inibidores. Os neurotransmissores inibidores apresentam um efeito oposto na sinapse daquele produzido pelos neurotransmissores excitadores, interrompendo o disparo neuronal. Os inseticidas com ação neurotóxica podem atuar tanto sobre neurotransmissores quanto em seus receptores.

- **Inibidores da acetilcolinesterase:** os compostos inseticidas inibidores da acetilcolinesterase (enzima que degrada a acetilcolina), como os organofosforados e os carbamatos, ligam-se à enzima inibindo sua atividade na degradação da acetilcolina, neurotransmissor liberado na transmissão do impulso nervoso. De modo geral, a ligação dos organofosforados com a enzima é mais forte e praticamente irreversível do que essa ligação com os carbamatos. O acúmulo de acetilcolina nas sinapses leva a uma transmissão contínua e descontrolada de impulsos nervosos, resultando em hiperexcitabilidade do sistema nervoso central.
- **Análogos da acetilcolina:** os neonicotinoides compreendem um grupo de inseticidas relativamente novos, análogos da nicotina, que imitam o efeito excitatório da acetilcolina e competem com este neurotransmissor pelos seus receptores nicotinérgicos na membrana sináptica. Cabe ressaltar que essa ligação é irreversível, pois os neonicotinoides não são degradados pela acetilcolinesterase, e de modo semelhante à intoxicação dos inibidores de acetilcolina levam à transmissão contínua dos impulsos nervosos, causando hipersensibilidade do sistema nervoso central.
- **Ativadores alostéricos de receptores nicotínicos (moduladores de receptores de acetilcolina):** este modo de ação é característico de um novo grupo de inseticidas, as espinosinas, um metabólito da fermentação do fungo de solo *Saccharopolyspora spinosa*. As espinosinas ligam-se aos receptores nicotinérgicos de acetilcolina, em sítio distinto da ligação por neonicotinoides, levando a uma alteração morfológica

no receptor que causa a abertura de canais iônicos e a condução do estímulo nervoso, resultando na ativação prolongada dos receptores de acetilcolina. Embora, os receptores não sejam os mesmos dos neonicotinoides, e atuem de modo diferente dos carbamatos e organofosforados, os sintomas da intoxicação são similares, ou seja, causam uma hiperexcitabilidade do sistema nervoso central devido à transmissão contínua de impulsos nervosos.

- **Antagonistas de canais de cloro mediados por GABA:** os inseticidas que atuam como antagonistas dos canais de cloro mediados pelo neurotransmissor ácido gama-aminobutírico (GABA) incluem compostos bastante antigos, e já não mais utilizados, como os ciclodienos, e produtos novos como aqueles do grupo fenilpirazol como, por exemplo, o ingrediente ativo fipronil. Nos vertebrados, o GABA é um neurotransmissor inibidor em todo o sistema nervoso central, cujos efeitos resultam, principalmente, da ligação ao receptor que se situa numa estrutura macromolecular ao redor de um canal iónico permeável ao cloreto. Quando o GABA se acopla ao seu receptor, promove um aumento na frequência da abertura dos canais de cloro, permitindo assim a passagem de maior quantidade desse íon para o meio intracelular, tornando-o ainda mais eletronegativo e promovendo dessa maneira a hiperpolarização, dificultando a despolarização e como consequência dá-se a diminuição da condução neuronal, provocando a inibição do sistema nervoso central. O movimento de íons para dentro da célula aumenta a diferença de potencial entre a face externa e a face interna da membrana celular e reduz a excitabilidade neuronal. Embora ainda hoje o mecanismo de ação dos ciclodienos e dos fenilpirazóis não esteja totalmente esclarecido, sabe-se que atuam de modo antagônico ao neurotransmissor inibitório GABA, impedindo a entrada dos íons cloro no neurônio e assim revertendo o efeito inibitório do GABA. O bloqueio da ação inibitória provocado por estes inseticidas resulta em hiperexcitabilidade do sistema nervoso central. Os sintomas de intoxicação incluem tremores, convulsões e, eventualmente, colapso do sistema nervoso central e morte.

- **Análogos do GABA:** também denominados ativadores de canais de cloro e representados pelas avermectinas e mibemicinas, metabólitos isolados de processos fermentativos do fungo *Streptomyces avermitilis.* Os análogos do GABA atuam de modo oposto ao dos ciclodienos e fenilpirazóis, isto é, eles inibem o sistema nervoso central. As avermectinas ligam-se irreversivelmente ao receptor específico do GABA estimulando o fluxo de cloro para o interior da célula nervosa, causando um efeito calmante. Os sintomas de intoxicação incluem ataxia e paralisia, e atividades como alimentação e oviposição cessam pouco tempo após a exposição, embora a morte propriamente dita só ocorra após alguns dias da exposição.
- **Moduladores de canais de sódio que atuam na transmissão do axônio:** os inseticidas que apresentam esse modo de ação incluem o dicloro-difenil-tricloroetano (DDT) - hoje não mais utilizado - as piretrinas e seus análogos sintéticos, os piretroides largamente utilizados atualmente. Os piretroides atuam nos canais de íons dos axônios prolongando a excitação neuronal, mas não são diretamente citotóxicos. Promovem o aumento da permeabilidade da membrana, o que conduz a um bloqueio nas trocas de íons sódio e potássio e levam a uma despolarização. Existem dois tipos de piretroides (I e II), ambos ésteres do ácido crisantemonodicarboxílico que diferem pelo estado de oxidação de carbono e na síndrome de intoxicação que podem causar em insetos e, também, em mamíferos. Piretroides do tipo I produzem hiperexcitabilidade e tremores enquanto os do tipo II causam salivação, incoordenação motora, hiperexcitabilidade e reflexo de apreensão. Os piretroides do tipo I como, por exemplo, a permetrina, tem sua atividade inseticida aumenta-

da à medida que a temperatura diminui, similar ao que ocorre com o DDT, ao contrário do que ocorre como os piretroides do tipo II como, por exemplo, cipermetrina, que tem sua atividade inseticida aumentada com o aumento da temperatura. Ambos os tipos de piretroides (I e II) interagem com os canais de sódio distribuídos ao longo do axônio da célula nervosa prolongando, ou mesmo impedindo, seu fechamento após a transmissão do impulso nervoso, ocorrendo um fluxo excessivo de íons sódio para o interior da célula nervosa, o que resulta na transmissão de impulsos repetitivos e descontrolados, hiperexcitabilidade, perda de postura locomotora e, eventualmente, paralisia e morte. Esses efeitos são mais pronunciados nos piretroides do tipo II e os sintomas de intoxicação de insetos desenvolvem-se rapidamente.

- **Bloqueadores de canais de sódio:** as oxadiazinas representam um grupo de pró-inseticidas, pois precisam ser bioativados por enzimas específicas presentes no trato gastrointestinal do inseto para produzir o metabólito com atividade inseticida. Essa característica é bastante importante tanto na seletividade do produto quanto na segurança ambiental. O metabólito da oxidiazina, diferente dos piretroides, mantém os canais de sódio das membranas celulares fechados, bloqueando o fluxo normal desses íons para o interior da célula nervosa e, assim, impedindo a transmissão do impulso nervoso. Os sintomas de intoxicação de insetos incluem paralisia, comprometendo a ingestão de alimentos, a reprodução e a oviposição, e a morte ocorre entre 4 e 72 horas após a exposição.

### *Reguladores de crescimento*

Os insetos, e outros animais como crustáceos e aracnídeos, por exemplo, possuem um rígido esqueleto externo (exoesqueleto) de quitina, secretado pelas células epidérmicas, que impossibilita seu crescimento contínuo. O aumento do corpo desses animais somente pode ser obtido com a troca do exoesqueleto "velho" por um novo. Essa troca do exoesqueleto é denominada ecdise (ou muda) e é controlada pelo sistema endócrino, por meio de hormônios juvenis (neoteninas) que promovem o crescimento e a diferenciação de estruturas larvais e funciona na retenção de características juvenis entre as mudas e de hormônios que desencadeiam o processo de muda (ecdisteroides).

O processo da muda pode ser genericamente descrito como apresentado na Figura 19.1 e no texto a seguir. Níveis baixos do hormônio juvenil possibilitam a ativação das glândulas torácicas, o que leva a um aumento nos níveis de ecdisona no sangue, cujo pico inibe a síntese pela epiderme de proteínas para a endocutícula da cutícula "velha" e estimula a apólise (separação da epiderme da cutícula), a mitose epidérmica e a formação de uma nova epicutícula. Em seguida, a diminuição na concentração sanguínea de ecdisona permite os estágios mais tardios da muda, tais como a digestão da cutícula velha e a deposição das camadas internas da cutícula nova, bem como o desbloqueio dos gânglios ventrais e a consequente liberação do hormônio de eclosão (pelas glândulas ventrais) que culmina com a liberação do animal do exoesqueleto velho. No processo, a presença do hormônio juvenil durante o momento do aumento dos níveis de ecdisona assegura que um novo estágio larval seja produzido, mas se os níveis estiverem reduzidos, a muda segue no desenvolvimento de um adulto (ou primeiro uma fase de pupa e depois o adulto).

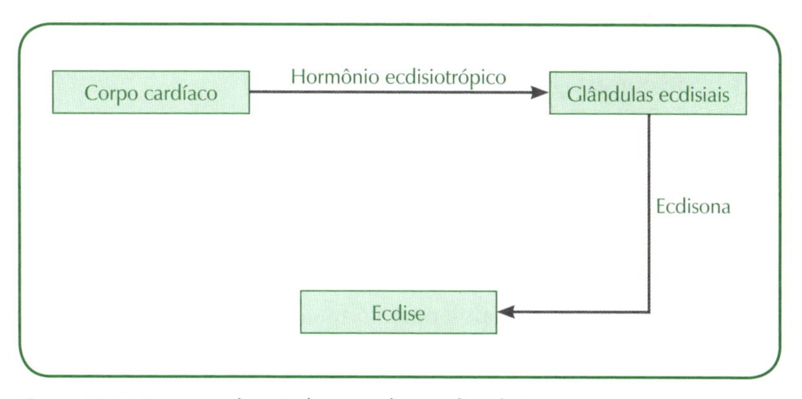


**Figura 19.1** - Esquema da ação hormonal na ecdise de insetos.

- **Inibidores da síntese de quitina:** os benzoilureicos, cuja estrutura química baseia-se na difluorbenzoiluréia, inibem a síntese do polissacarídeo quitina dos artrópodes, especialmente insetos e ácaros, causando alterações severas no exoesqueleto, deformando-os a níveis incompatíveis com a manutenção das atividades vitais. Na presença desses compostos, a quitina sintetase, enzima que cataliza a polimerização da quitina, é inibida, impossibilitando a formação da quitina que representa cerca de 50% do exoesqueleto dos insetos. Na ausência de quitina, o exoesqueleto se torna frágil e incapaz de sustentar o corpo do animal. Por agirem, especialmente, durante a formação de uma nova cutícula, os sintomas de intoxicação nos insetos se manifestam por ocasião da ecdise, sendo, portanto, bastante indicados nas fases larvais, embora alguns desses compostos possam também afetar a fase de pupa e apresentarem ação sobre os ovários das fêmeas comprometendo a fecundidade dos óvulos. De modo geral, esses compostos apresentam baixa toxicidade a mamíferos, provavelmente relacionada ao fato destes animais não possuírem quitina em sua organização corpórea.
- **Disruptores da ecdise:** a ciromazina é um inseticida regulador de crescimento pertencente ao grupo das triazinaminas, que interfere com o metabolismo da quitina. Larvas expostas ao composto não sofrem ecdise, interrompendo o ciclo vital. Larvas de dípteros de primeiro estágio são mais suscetíveis, do que estágios posteriores
- **Agonistas de receptores de ecdisteroides:** as diacilhidrazinas são reguladores de crescimento específicos para insetos da ordem lepdóptera. São agonistas da ecdisona, ligando-se a seus receptores e induzindo à ecdise prematura e acelerada. Esses compostos como, por exemplo, os ingredientes ativos cromafenozida, halofenozida, metoxifenozida e tebufenozida, se ligam a receptores específicos mantendo a ecdisona em níveis altos, com lenta declinação em sua concentração.

Níveis altos de ecdisona inibem a síntese da nova cutícula, a reabsorção do fluído de muda e a liberação do hormônio de eclosão, levando a um fracasso do animal em escapar da cutícula velha e morte ocorre em cerca de 72 horas.

- **Análogos do hormônio juvenil:** esses compostos, de modo geral, prolongam os estágios juvenis (larvas e ninfas), levando a um desenvolvimento anormal e, muitas vezes, a adultos estéreis, contribuindo gradualmente para a redução da população de insetos. Os análogos do hormônio juvenil, ou juvenoides, costumam ser utilizados em associação com produtos convencionais, de modo a atingir todas as fases do ciclo de vida. Como atuam no sistema hormonal do inseto, esses compostos apresentam efeitos secundários como, por exemplo, deformidades, comprometimento do desenvolvimento embrionário, esterilidade em fêmeas, entre outros. Os ésteres alifáticos insaturados como, por exemplo, o ingrediente ativo metopreno, atuam nas formas imaturas dos insetos e são semelhantes estrutural e funcionalmente ao hormônio juvenil. Sua presença interfere no processo de muda, levando os estágios larvais à formação de adultos deformados, com características de larva e de pupa ou de larva e de adulto, ou mesmo impedindo que as larvas atinjam o estágio adulto. Devido ao seu modo de ação, o produto deve ser utilizado para o controle de larvas, não sendo recomendado para o controle de insetos adultos, embora em algumas espécies esses compostos possam afetar a fisiologia reprodutiva. Cabe salientar que esse composto é rapidamente degradado na água e na presença de luz, o que limita seu uso em áreas externas. Os éteres piridiloxipropílicos são compostos análogos ao hormônio juvenil dos insetos, atuando como regulador de crescimento de insetos. O produto atua por contato e por ação translaminar, principalmente, sobre os ovos e as ninfas desequilibrando os hormônios, impedindo que os insetos das formas jovens tornem-se adultos e cheguem somente até o estágio de pupa. As fêmeas que entram em contato com o produto colocam ovos inviáveis e, também, têm a oviposição diminuída.

### *Inibição da respiração celular*

O grupo químico sulfonamida alifática, com o principal representante sendo a sulfluramida, e as amido hidrazonas como, por exemplo, o ingrediente ativo hidrametilnona, afetam o processo de fosforilação oxidativa na cadeia transportadora de elétrons das cristas mitocondriais das células, interrompendo temporariamente a produção de adenosina trifosfato (ATP), o que é fatal para os insetos. A deficiência em ATP inibe ou impede a realização das atividades vitais, o que leva o animal à morte.

### *Disruptores microbianos da membrana do intestino médio (mesêntero)*

Durante o processo de esporulação, algumas cepas de *Bacillus sphaericus* sintetizam uma proteína tóxica (cristal tóxico) para larvas de uma ampla variedade de espécies de mosquito. Com a eclosão do endósporo há liberação da toxina. Essa toxina é solubilizada no intestino médio das larvas de inseto interagindo com as células epiteliais, paralisando o sistema digestivo, o que leva à suspensão da atividade alimentar dentro de algumas horas.

Outros bacilos, como o *Bacillus thuringiensis*, bactéria que ocorre naturalmente nos solos, tem algumas cepas que acumulam cristais tóxicos durante a esporulação. Após a ingestão, esse cristal interage com as células do intestino médio de insetos suscetíveis, também, paralisando o trato digestivo e levando à suspensão da atividade alimentar dentro de algumas horas e à morte em alguns dias. Às vezes, a bactéria pode atingir o sistema circulatório do inseto onde se reproduz, embora o mais comum seja a liberação dos cristais tóxicos que são letais aos insetos. Interessante notar que mesmo bactérias mortas contêm os cristais tóxicos.

As duas espécies diferem quanto à natureza de suas toxinas e seus hospedeiros mais suscetíveis. De modo geral, *Bacillus sphaericus* é mais ativo contra mosquitos dos gêneros *Culex* e *Anopheles*, enquanto o *Bacillus thuringiensis subsp. israelensis* é mais ativa contra o mosquito da espécie *Aedes aegypti*. Ainda, cabe destacar que o *B. sphaericus* tem capacidade de persistir em ambientes aquáticos poluídos, enquanto o *B. thuringiensis subsp. israelensis* é mais suscetível à fotodegradação.

## Herbicidas – mecanismos de ação

Os éteres difenílicos como, por exemplo, o etofenproxi, inibem a protoporfirinogênio-oxidase (PROTOX), enzima envolvida na biossíntese da clorofila, cuja inibição produz formas reativas do oxigênio e peroxidação de lipídeos. Sua toxicidade aos mamíferos está relacionada com a inibição da síntese de ácidos graxos, comprometendo a produção de ATP. Alguns compostos desse grupo químico apresentam evidências experimentais de ação teratogênica, associada com alterações nos níveis do hormônio da tireoide em mamíferos.

As glicinas substituídas, cujo ingrediente ativo mais conhecido é o glifosato, atuam inibindo a síntese de aminoácidos aromáticos como o triptofano, a tirosina e a fenilalanina, reduzindo, assim, a produção de proteínas, o que acarreta paralisação do crescimento e a morte do vegetal.

Os imidazolinônicos como, por exemplo, o imizapir indicado no controle de vegetais em áreas industriais e urbanas, atuam na inibição da síntese da aceto-hidróxido sintase, enzima encontrada somente em vegetais e importante na síntese dos aminoácidos alifáticos essenciais valina, leucina e isoleucina. Assim, esses compostos desorganizam a síntese de proteínas por alterar a taxa de giro proteico, o que irá interromper a síntese de proteínas e, consequentemente, interferir na síntese de DNA e no crescimento celular, acarretando a morte das regiões meristemáticas.

### Moluscicidas – mecanismos de ação

Alguns inseticidas organofosforados e carbamatos podem ser utilizados como moluscicidas, mas o mais indicado nas atividades de jardinagem amadora é o metaldeído, do grupo químico tetraxocano, e em campanhas de saúde pública, para o controle da esquistossomose, a niclosamida do grupo químico salcilanilida. O ingrediente ativo metaldeído entra em contato sistêmico com o caramujo através de sua absorção pelo pé, levando a um aumento na secreção de muco e a consequente desidratação do animal. Já a niclosamida age desacoplando a fosforilação oxidativa nas cristas mitocondriais, comprometendo a síntese de ATP.

### Rodenticidas – mecanismos de ação

Os rodenticidas hidroxicumarínicos utilizados na desratização atuam interferindo com o processo de coagulação sanguínea uma vez que esses compostos são antagonistas estruturais da vitamina K. Além disso, também exercem uma ação vasodestrutiva levando a um extravasamento sanguíneo e morte por hemorragia. Os rodenticidas indênicos e as benzotiopironas têm ação similar aos cumarínicos, isto é, também atuam como anticoagulantes.

## Formulações

De modo geral, o ingrediente ativo não é usado diretamente como foi sintetizado industrialmente, nessa categoria encontram-se os produtos técnicos e o padrão analítico. O produto técnico, ou produto grau técnico, compreende compostos industriais concentrados que são utilizados no preparo, também industrial, de formulações menos concentradas, enquanto o padrão analítico corresponde ao produto com alto grau de pureza, acima de 98%, geralmente utilizado no controle de qualidade das preparações formuladas.

Formulação pode ser definida como uma associação de ingredientes ativos, solventes, diluentes, aditivos, coadjuvantes, substâncias inertes e outros componentes complementares, visando à obtenção de um produto final que atenda suas especificações de uso. A presença de solventes, diluentes, aditivos, coadjuvantes, substâncias inertes e outros componentes complementares nas formulações visam possibilitar a estabilidade física e química do ingrediente ativo nas condições adequadas de armazenamento por um determinado período de tempo e permitir a aplicação do produto de forma a ser eficaz no controle do organismo-alvo e, especialmente, ser menos tóxico ao ser humano. As diferentes formulações possibilitam atender às diferentes metodologias de aplicação em função das características biológicas e comportamentais da praga que se quer controlar. Ainda, o produto pode ser formulado para pronto uso, isto é, apresentado sob forma que possa ser aplicado diretamente no ambiente, não necessitando de nenhum procedimento de diluição, ou de modo oposto, há formulações que necessitam de diluição para aplicação. Um determinado ingrediente ativo pode ser formulado de diferentes maneiras, de modo a apresentar características específicas mais adequadas ao tipo de praga, forma de aplicação, eficácia e efeitos tóxicos a outras espécies.

Os tipos mais frequentes de desinfestantes apresentam uma ou mais das formulações comerciais citadas na Tabela 19.1. Todas as formulações apresentam vantagens e desvantagens. As formulações sólidas para aplicação direta têm como vantagens o pronto uso, o elevado poder residual e o fato de poderem ser utilizadas onde formulações líquidas não são indicadas como, por exemplo, conduítes e equipamentos elétricos e motores. Mas, por outro lado, podem ser transportadas a outras áreas e aumentam o risco de inalação do produto durante a aplicação, especialmente os pós, e podem mais facilmente entupir equipamentos. Um exemplo desse tipo de aplicação é a formulação isca granulada. Os granulados são formulações similares aos pós secos, mas, apresentam partículas maiores e mais pesadas, produzidas a partir da impregnação de um substrato adequado com moléculas de inseticida. Os grânulos têm a aparência de areia, cujos tamanhos das partículas oscilam entre 0,2 e 2,0 mm.

Tabela 19.1. Tipos de formulações mais frequentes entre os desinfestantes das classes dos inseticidas, rodenticidas, herbicidas e moluscicidas

| Apresentação da formulação | Formulações | Sigla |
| --- | --- | --- |
| Sólida para aplicação direta | Granulado | GR |
| | Isca | RB |
| | Pasta | PA |
| | Pó de conato | CP |
| | Pó seco | DP |
| Sólida para aplicação após dispersão | Pó molhável | WP |
| | Granulado dispersível | WG |
| Líquida simples | Ultra baixo volume | UL |
| Líquida para dispersão | Concentrado emulsionável | EC |
| Emulsões | Óleo em água | FW |
| | Água em óleo | EO |
| Suspensões | Microencapsulado | CS |
| | Suspensão concentrada | SC |
| Gel | Gel para aplicação direta | - |
| Vaporização térmica do i.a. | Espiral | - |
| | Tablete | - |
| | Cartela | - |
| | Comprimido | - |
| Líquido premido | Aerossol | AE |

As formulações sólidas para aplicação após dispersão, como os pós molháveis e os grânulos dispersíveis, possuem fraco odor, bom efeito residual e baixo custo de produção. Por outro lado, a preparação da calda de pó molhável facilita a inalação do ingrediente ativo e dificulta o controle da dosagem do produto. Além disso, devido ao fato de serem sólidas e, muitas vezes, com partículas de diferentes tamanhos, entopem facilmente os bicos dos equipamentos de aplicação. Atualmente, há disponível no mercado formulações tipo pastilhas ou comprimidos inseticidas que se dissolvem na água, formando uma suspensão. Seu manuseio é bastante fácil e seguro, mas, de modo geral, são bem mais caras que outras formulações.

O ultra baixo volume (UBV) é uma formulação especial usada tanto em áreas agrícolas como nas cidades em campanhas de saúde pública no controle de vetores, por exemplo, o mosquito transmissor da dengue.

Nesse tipo de aplicação é utilizado produto grau técnico, ou diluído em óleo (vegetal ou mineral) ou água, dependendo do ingrediente ativo e do equipamento de aplicação usados. Quando o produto é aplicado em UBV, de modo geral, a concentração do ingrediente ativo é bastante elevada, uma vez que esta metodologia possibilita espalhar pequena quantidade de produto sob a forma de gotículas com diâmetro entre 8 e 120 μm, atingindo uma grande área.

Para que o UBV seja eficiente é importante que o equipamento seja de boa qualidade de forma a garantir o pequeno tamanho das gotículas, e a aplicação não deve ser realizada sob ventos, altas temperaturas e chuvas. Geralmente, esses equipamentos de aplicação são pesados e exigem condições adequadas para seu transporte e manipulação. Além disso, quando se lida com áreas urbanizadas, é importante salientar a necessidade de se informar corretamente a população quanto aos procedimentos corretos a serem adotados após a realização a aplicação. O objetivo é o controle da população dos vetores e não a intoxicação da população exposta ao procedimento. Atualmente, no controle da dengue é utilizada UBV, com o organofosforado malationa, quando há casos confirmados da doença, abrangendo a atividade de *Bloqueio de Criador*. Embora seja um procedimento agressivo, é eficaz, atualmente, no controle dessa importante doença. Para minimizar os impactos negativos desse procedimento, um dia antes da atividade em questão, os munícipes são avisados e recebem um folheto com orientações. A atividade propriamente dita consta de inspeção do quarteirão do caso índice e dos arredores, casa a casa, com inspeção dos possíveis criadouros (vasilhames, quintais, plantas e vasos, caixas d'água, etc.), coleta de amostras de material suspeito de infestação, distribuição de folhetos explicativos e orientações aos moradores. Os agentes responsáveis pelo controle realizam uma primeira visita e posteriormente retornam para averiguar se as medidas propostas foram executadas e realizar a aplicação do inseticida sob UBV, sendo esse procedimento denominado *Bloqueio de Criador*. Esses profissionais devem fazer uso de equipamentos de proteção individual como máscara com filtro ou semifacial, luvas de borracha, uniformes de aplicação compostos de calça, blusão, jaqueta, boné, botas e bolsa plástica a tiracolo, assim como de protetor solar e protetor auricular do tipo concha.

A formulação concentrado emulsionável, também bastante utilizada, é de fácil produção e baixo custo, podendo ser diluída em água ou solventes orgânicos, não deixando resíduos visíveis nas superfícies tratadas e não entupindo os bicos dos equipamentos de aplicação. Como desvantagem há o fato de possuir baixo poder residual em superfícies porosas e haver restrições no tipo de embalagem devida a presença de solvente orgânico. Além disso, atualmente tem se procurado restringir cada vez mais o uso de solventes orgânicos.

As emulsões, de modo geral, são eficazes e com bom poder residual em diferentes superfícies, mas sua fabricação é complexa e envolve custo elevado. Já as suspensões, como o microencapsulado, são facilmente dosáveis, sem odor, não irritante, de baixa toxicidade e com longo poder residual e boa eficácia, mesmo em superfícies porosas. Mas em contrapartida tem baixa ação desalojante e baixo *knockdown*, isto é, poder de "abater" rapidamente a presa. Quando um produto apresenta um alto *knockdown* significa que sua aplicação leva os organismos-alvo rapidamente à morte, ou em outras palavras, tem um grande poder biocida imediato.

Novas formulações, como gel para aplicação direta, muito utilizada no controle de baratas da espécie *Blatella germânica* e de formigas "doceiras", apresentam boa eficácia e segurança para o homem durante a aplicação do produto e posterior exposição.

Um tipo de formulação que deve ser vista com cuidado refere-se à vaporização térmica do ingrediente ativo, pois muitas vezes, as pessoas acreditam que a liberação contínua do composto somente é tóxica para o inseto, esquecendo-se de que muitos ingredientes ativos agem em estruturas que estão presentes tanto em invertebrados como em vertebrados. Por exemplo, os inseticidas organofosforados e carbamatos atuam inibindo a acetilcolinesterase, enzima presente tanto em insetos como em mamíferos. Os famosos espirais, bastante difundidos em cidades litorâneas em época de verão, são formulações combustíveis sólidas que liberam continuamente o ingrediente ativo em forma de fumaça sob combustão. As cartelas, tabletes e comprimidos, atuam de modo semelhante, embora, de modo geral, nesse caso, a energia elétrica seja a responsável pelo aquecimento e liberação contínua do ingrediente ativo.

De modo geral, as formulações para diluição em água são mais seguras tanto à saúde humana quanto ambientalmente, uma vez que a concentração de solvente orgânico presente é baixa. Mas é importante salientar que muitos comerciais destacam a ausência de odores relacionada à ausência de toxicidade aos seres humanos, embora isto não seja necessariamente verdadeiro. A toxicidade, em parte relacionada à presença de solventes orgânicos, depende especialmente da presença e da concentração do ingrediente ativo. Na maior parte das vezes, os ingredientes ativos são tóxicos não só para a espécie-alvo, mas também para outros organismos, inclusive o próprio homem.

Cabe destacar que as formulações em isca podem se apresentar sob diferentes aspectos, embora, sempre sejam compostas de, no mínimo, ingrediente ativo e uma substância atrativa destinada a induzir o contato ou a ingestão pelo organismo-alvo. As iscas podem ser apresentadas em aparas, blocos, grãos, granuladas, peletizadas, placas e porta-iscas. Em todas as apresentações o objetivo é atrair o animal (organismo-alvo) de forma que ele entre em contato, direta ou indiretamente, como o ingrediente ativo, levando à intoxicação do organismo.

## Metodologias de aplicação

As diferentes metodologias de aplicação visam à máxima eficácia de contato com o organismo-alvo. Os inseticidas podem entrar em contato com o organismo-alvo através da absorção pelo exoesqueleto, pela ingestão, pela respiração traqueal e por via sistêmica, isto é, absorvido pelo animal ou planta e atingir o inseto via linfa. Os roedores entram em contato com os rodenticidas pela via digestiva, sendo por meio de iscas atrativas contendo o ingrediente ativo, seja através da ingestão do ingrediente ativo formulado como pó de contato que adere ao pelo dos animais. Já os herbicidas podem entrar em contato com a planta "daninha"-alvo por contato direto e absorção pelas raízes, enquanto os moluscicidas, geralmente, entram em contato através da absorção do produto pelo pé do molusco-alvo, embora existam produtos apresentados sob forma de iscas que atraem o animal.

### Inseticidas

Os inseticidas, de modo geral, apresentam várias metodologias de aplicação como nebulizações, pulverizações, polvilhamento, entre outras. Mas didaticamente, podemos agrupá-las em:

- aplicação espacial;
- aplicação residual;
- fumigação;
- iscagem.

A aplicação espacial corresponde à aplicação de um produto no ar, de forma que este entre em contato direto contra pragas, geralmente insetos, voadores. Pode ser obtida por meio de pulverizações (Figura 19.2) e nebulizações ou pulverizações a ultrabaixo volume ou, ainda, atomizações (Figura 19.2) e o popular "fumacê", ou FOG. A pulverização compreende a aspersão de líquidos sob a forma de gotículas que podem ser finas, médias ou grossas, dependendo do objetivo a ser atingido e, naturalmente, da regulagem do bico aspersor. Já as nebulizações são aspersões de líquidos em micropartículas de diâmetro variável, mas em torno de 20 μm, por meio de equipamento elétrico ou com motor à explosão. Nesse tipo de aplicação é importante se conhecer o horário da atividade do inseto a ser controlado, uma vez que o objetivo é a deposição de grande quantidade de partículas sobre o corpo do animal. O chamado "fumacê" é uma aplicação de inseticidas por meio de termonebulizadores que usam o calor para vaporizar uma solução de inseticida. Quando o vapor do inseticida entra em contato com o ar atmosférico mais frio, condensa-se em pequenas gotículas, produzindo uma névoa visível a olho nu, aspecto diferente do ultra baixo volume. Os pulverizadores, de modo geral, possuem pequeno peso, facilitando a locomoção dos aplicadores, enquanto os nebulizadores e termonebulizadores são equipamentos maiores que necessitam de transporte adequado.

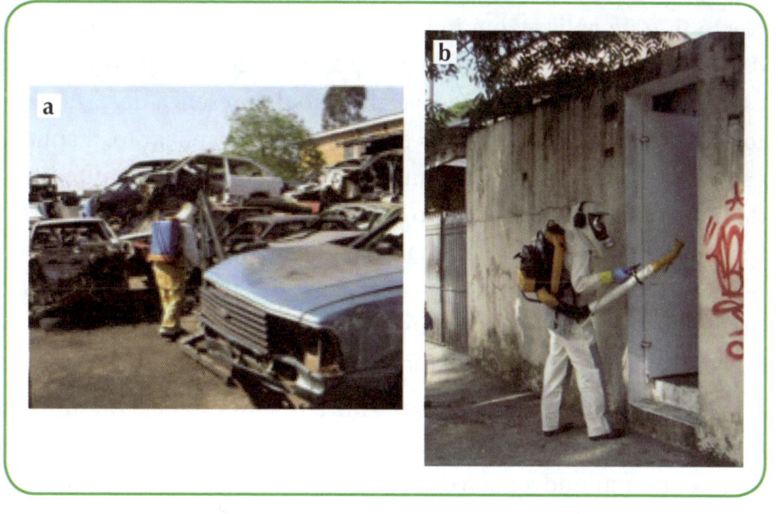


**Figura 19.2** - A) Aplicador com equipamento para pulverização manual no controle de *Aedes aegypti*; e B) aplicação sob forma de nebulização, também no controle de *Aedes aegypti*.

Quando a aplicação de um produto é feita sobre a superfície dos locais de trânsito de pragas, com formulações que contenham ingredientes que permaneçam ativos por um período prolongado de tempo, que pode ser de semanas ou meses, denomina-se aplicação residual. Esse tipo de aplicação pode ser feita no interior do domicílio (intradomicílio), ao redor da casa e de seus anexos (peridomicílio) e ao redor de focos permanentes de larvas de mosquitos (perifocal). Várias técnicas podem ser utilizadas em aplicações residuais como o pincelamento, o polvilhamento e mesmo uma pulverização. O pincelamento é a aplicação do produto líquido em locais específicos de trânsito da praga-alvo com uso de pincéis ou vassouras maleáveis, enquanto o polvilhamento corresponde à aplicação de ingredientes ativos formulados, como pós secos. Pincelamento e polvilhamento de inseticidas, geralmente, são técnicas utilizadas em ambientes internos, enquanto pulverizações podem ser feitas em ambientes internos e externos e correspondem às formas mais comuns desse tipo de aplicação. As pulverizações envolvem a utilização de equipamentos pulverizadores, nos quais o líquido é bombeado sob pressão para o bico e, então, é lançado no ar sob descompressão. Nesse tipo de aplicação é importante a observação de alguns cuidados, visando, principalmente, à proteção do trabalhador. Entre esses cuidados destacam-se a verificação da presença de vazamentos em algum componente do equipamento de aplicação, a aplicação da pressão adequada de modo a se evitar excesso (o que pode danificar o equipamento e não produzir o tamanho ideal de gota), respeitar a capacidade máxima do equipamento e proceder à limpeza correta desse maquinário, aumentando sua vida útil e, consequentemente, reduzindo os custos na realização do procedimento de controle de pragas e de vetores.

Na fumigação, o agente fumigante é uma substância ou mistura de substâncias que se volatilizam quando submetidas à ação do calor ou de outra fonte adequada de energia. As fumigações são destinadas ao tratamento de um ambiente, mediante a liberação de uma quantidade adequada de ingrediente ativo e de eventuais carreadores.

A iscagem compreende a aplicação de iscas inseticidas que podem ser apresentadas na forma de grânulos, pastas ou gel, em função da praga que se quer controlar. Iscas granuladas são bastante utilizadas para o controle de formigas cortadeiras, enquanto iscas na forma de gel são indicadas para formigas "doceiras" (Figura 19.3). Embora a apresentação e os constituintes das iscas possam variar, elas têm em comum o fato de possuírem alguma substância atrativa, que faz com que o organismo-alvo seja atraído e entre em contato com o ingrediente ativo.

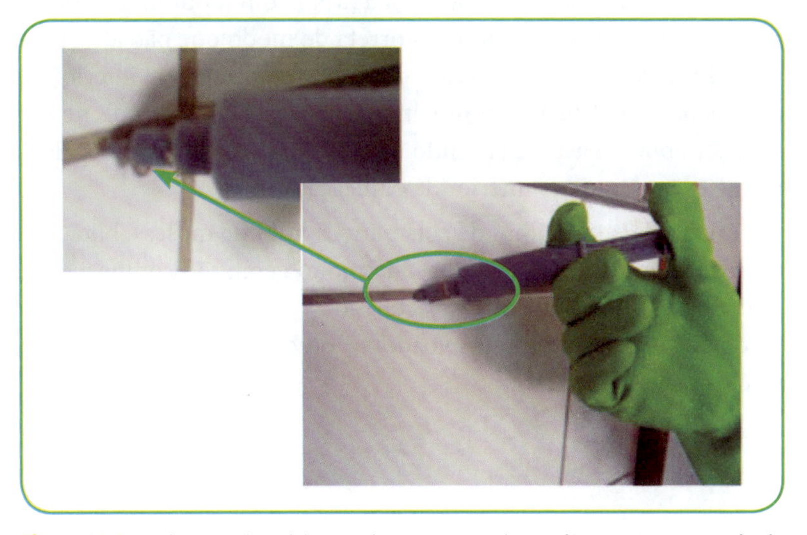

**Figura 19.3** - Aplicação de gel formicida no interior de residências para controle de formigas doceiras.

Podem ser consideradas para fins didáticos as armadilhas luminosas e aquelas que utilizam feromônios como sendo uma forma de isca atrativa, pois embora estrutural e quimicamente diferentes, o princípio de controle é similar, isto é, atrair o organismo-alvo. Os feromônios são substâncias químicas sintetizadas pelos animais para afetar de algum modo o comportamento de indivíduos da mesma espécie, em especial do sexo oposto. O aspecto de fundamental importância no bom resultado é a disposição da armadilha em local adequado, de modo que possibilite tanto a atração do animal quanto sua observação diária para remoção dos insetos capturados. Já as armadilhas luminosas partem do princípio da atração dos insetos por lâmpadas de luz ultravioleta ou luz negra, dependo da espécie-alvo. Algumas podem possuir um depósito em forma de funil, onde os insetos atraídos se depositam, pois entram e não conseguem sair da armadilha. Outras armadilhas podem possuir algum tipo de equipamento elétrico, tipo grade ou rede em torno da lâmpada, que matam os insetos que foram atraídos pela luz. Este tipo de armadilha é bastante recomendado para utilização em edificações comerciais, institucionais e residenciais. Uma preocupação com a otimização desse tipo de armadilha é a colocação correta de modo que não atraia insetos de outros locais, por exemplo, quando colocadas em interior de edificações não devem ficar próximas a janelas ou portas, pois nessas situações podem acabar atraindo insetos do ambiente externo, além daqueles presentes no interior da edificação.

Há, ainda, armadilhas de cola para captura de moscas, baratas e outros insetos. Essas armadilhas, de modo geral, são compostas de um substrato impregnado com cola adesiva e colocadas em locais de pouso, no caso de insetos voadores, ou de passagem, no caso de insetos rasteiros.

## Herbicidas

Os herbicidas em áreas urbanas são utilizados, via de regra, em parques e praças públicas e em jardinagem amadora, em ambos os casos para o controle do "mato" que cresce em gramados e outras formações vegetais paisagísticas. Podem, também, ser utilizados, embora em menor escala, nas coleções hídricas para controle de plantas aquáticas.

A aplicação de herbicidas em solução, ou sob forma sólida após dispersão em água, pode ser feita em pré-emergência ou pós-emergência das plantas daninhas, o que significa aplicação no solo de modo que as raízes absorvam o produto e este se distribua sistemicamente no corpo vegetal ou diretamente sobre as plantas a serem controladas, respectivamente. As aplicações pré-emergentes têm como vantagem o controle de plantas daninhas antes que estas possam competir com a cultura, portanto, é bastante importante na área agrícola. Nesse tipo de aplicação é importante observar alguns fatores como umidade relativa do ar, expectativa de chuva após a realização do procedimento necessária à ativação do produto, o tipo de solo e, naturalmente, a espécie vegetal que se quer controlar. Já as aplicações em pós-emergência, mais frequentes nas cidades, têm como vantagens a aplicação localizada e o fato de não ser afetada pelo tipo de solo. Nessas aplicações devem ser observadas características como temperatura ambiental, umidade relativa do ar, velocidade do vento e estado físico das plantas. A temperatura ideal deve estar entre 20 e 30°C, não devendo ser inferior a 10°C, pois pode haver redução do metabolismo vegetal dificultando a absorção do produto pelas folhas, e não deve ultrapassar os 35°C, já que em temperaturas elevadas é maior a ocorrência de volatilização do ingrediente ativo e evaporação das gotas. A umidade relativa do ar deve ser superior a 60%, sendo o ideal entre 70 e 90%, uma vez que a baixa umidade provoca desidratação da cutícula, o que pode levar ao rápido secamento da gota dificultando a absorção da molécula de ingrediente ativo. A velocidade do vento não deve ultrapassar 10 km/h e é importante que não chova após a aplicação, pois estes são fatores que contribuem para deslocar o herbicida das folhas onde foi aplicado, impedindo sua absorção. Salienta-se que em plantas estressadas a absorção e a translocação do produto é bastante reduzida, logo para a aplicação em pós-emergência deve ser observada a condição física do vegetal.

Um herbicida amplamente utilizado na agricultura é o glifosato (uma glicina substituída), bastante usado também em áreas urbanas, seja em parques e praças, seja em jardinagem amadora. Embora alguns herbicidas, como no caso do glifosato, sejam utilizados nas cidades, é importante salientar que a aplicação desses insumos tóxicos é muito menor do que na agricultura. Nas cidades, os principais tipos de biocidas utilizados pertencem ao grupo dos inseticidas e dos rodenticidas.

## Moluscicidas

O controle de moluscos tem duas vertentes distintas. Quando o objetivo é controlar moluscos relacionados à transmissão da esquistossomose, ou da fasciolose, o procedimento adotado é diferente daquele que se usa para o controle de "lesmas e caracóis" de jardim. Doenças como a esquistossomose e a fasciolose, embora esta última seja menos frequente, têm importante impacto social e econômico e, portanto, devem ser evitadas por meio da utilização dos recursos disponíveis, inclusive o uso de moluscicidas, uma vez que moluscos são os hospedeiros intermediários dos vermes. Já o controle de "lesmas e caracóis" de jardim não necessita da adoção de procedimentos de grande impacto.

Moluscicidas do grupo químico tetraxocano são indicados em jardinagem amadora, enquanto os do grupo das salcilanilidas, como a niclosamida, somente são utilizados em campanhas de saúde pública. Vale lembrar que o uso de moluscicidas para o controle de esquistossomose e de fasciolose somente é feito em regiões, inclusive cidades, onde estas doenças são endêmicas ou quando há algum indício consistente de transmissão. A construção de sistema de coleta de esgoto, fossas, drenagens e limpeza de valas, córregos, lagos e alagadiços são medidas que visam à redução nos níveis de contaminação dos corpos d'água pelos ovos dos parasitas. O uso de moluscicidas deve ser feito como medida complementar e após avaliação criteriosa da situação devido aos efeitos tóxicos que podem apresentar sobre outras espécies aquáticas.

Atualmente, o caramujo africano terrestre da espécie *Achatina fulica*, originário do leste da África, introduzido no Brasil no final da década de 1980, principalmente para utilização na culinária, tornou-se importante praga de jardins e plantações. São animais que apresentam o corpo e a concha escuras, ambos com reflexos azul-acizentados (Figura 19.4), de tamanho relativamente grande, com adultos que atingem até 12 cm de comprimento e podem pesar cerca de 200 gramas, com maior atividade no período noturno e alimentação basicamente de vegetais com grande voracidade, sendo bastante resistentes a variações ambientais.

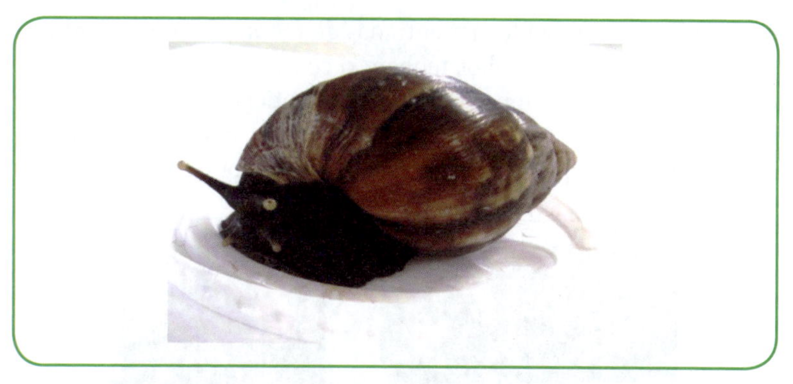

**Figura 19.4** - Fotografia do caramujo africano *Achatina fulica*, espécie exótica introduzida no Brasil na década de 1980.

Além dos prejuízos econômicos, essa espécie tem importância em saúde pública por ser potencial hospedeiro dos vermes *Angiostrongylus cantonensis*, causador da angiostrongilíase meningoencefálica e *Angiostrongylus costaricensis*, causador da angiostrongilíase abdominal. O homem adquire estes parasitas acidentalmente quando ingere moluscos contaminados ou por meio do consumo de vegetais que entraram em contato com o muco de caramujos infestados.

A ausência de predadores e parasitas naturais no Brasil favorece a proliferação dessa espécie que é um eficaz competidor das espécies nativas. O controle pode ser feito, quando há baixa infestação, por catação dos espécimes adotando-se os cuidados necessários. Mas algumas vezes torna-se necessário o uso de moluscicidas.

## Rodenticidas

De modo geral, como foi descrito no item formulações, os rodenticidas são apresentados na forma de isca parafinada, como bloco, isca peletizada, como péletes e como pó de contato, para serem aplicados no ambiente de acordo com o local e a espécie que se quer controlar. Geralmente, utiliza-se o composto na formulação isca peletizada em locais de passagem de roedores para que estes o encontrem e o usem como alimento, e assim ingiram o produto anticoagulante. Esse tipo de isca é mais indicado para colocação em ambientes internos, visando o controle de rato de telhado (*Rattus rattus*). O pó de contato é aplicado, normalmente, nas entradas de tocas, para que os animais ao entrarem em seus ninhos tenham o composto aderido ao pelo e, dessa maneira ao se limpar ingiram o rodenticida (Figura 19.5). Já o bloco parafinado é colocado preferencialmente em bueiros e bocas-de-lobo, uma vez que resiste melhor ao maior teor de umidade.

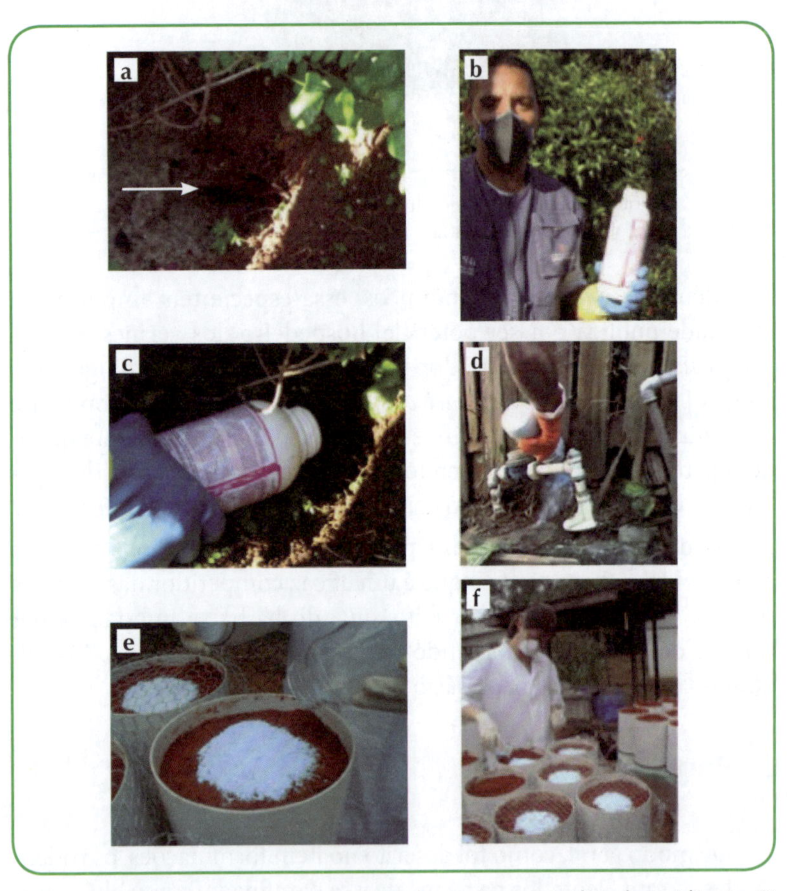


**Figura 19.5** - A) A seta aponta uma toca de roedor em jardim de residência; B) funcionário devidamente protegido. Observar a luva e a máscara para partículas para aplicação de pó de contato; C) e D) aplicações de rodenticida formulado como pó de contato; e E) e F) mostram a aplicação de rodenticida em pó de contato em situação experimental controlada.

As formulações iscas contêm, além do ingrediente ativo, substâncias atraentes para que possa ser interessante ao organismo-alvo e induzi-lo a ingerir o material. As iscas podem receber tratamentos diferentes em função do local onde serão aplicadas, por exemplo, rodenticidas cumarínicos colocados em bueiros e bocas-de-lobo são misturados, junto com as substâncias atrativas, com parafina, visando preservar o produto sob condições de umidade às quais são expostos. Os blocos parafinados visam o controle, especialmente, de ratazanas (*Rattus norvegicus*), sendo, portanto, colocados nos locais onde esses animais são mais frequentemente encontrados, presos por arame de modo que não fique permanentemente em contato com a água e ao mesmo tempo permita que o animal tenha acesso à isca e a ingira. O bloco fica nesse meio até que o animal o coma, o que nem sempre ocorre. Algumas vezes, mesmo após 60 dias, os blocos ainda se encontram no local, mas sua aparência, coloração e textura, tornam-se bastante alteradas. As Figuras 19.6 e 19.7 mostra a colocação de iscas rodenticidas do tipo bloco parafinado em uma boca-de-lobo.

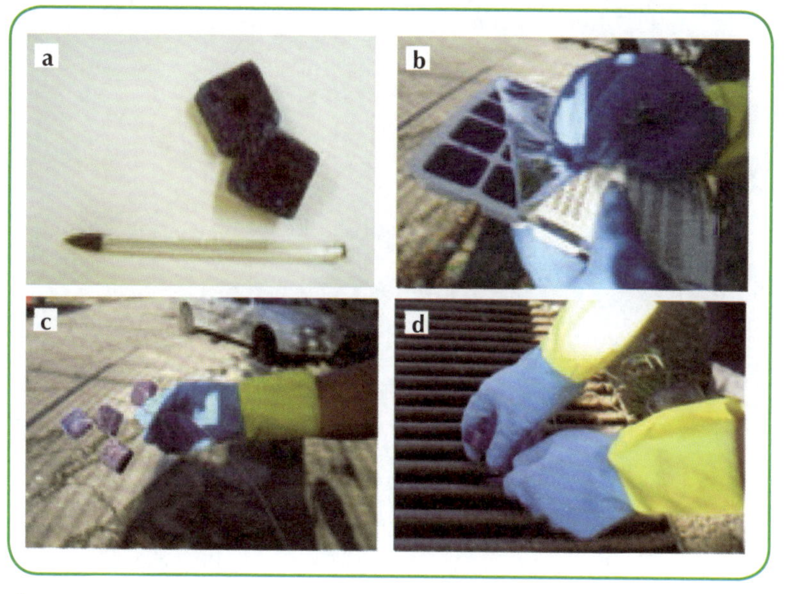


**Figura 19.6** - A foto (a) mostra rodenticida formulado como bloco parafinado. Em (b) trabalhador abrindo embalagem para retirada dos blocos parafinados que serão utilizados e em (c) os blocos a serem colocados presos em armação de arame. A foto (d) mostra a colocação das iscas rodenticidas (blocos parafinados) sendo colocadas em grelha para coleta de água pluvial.

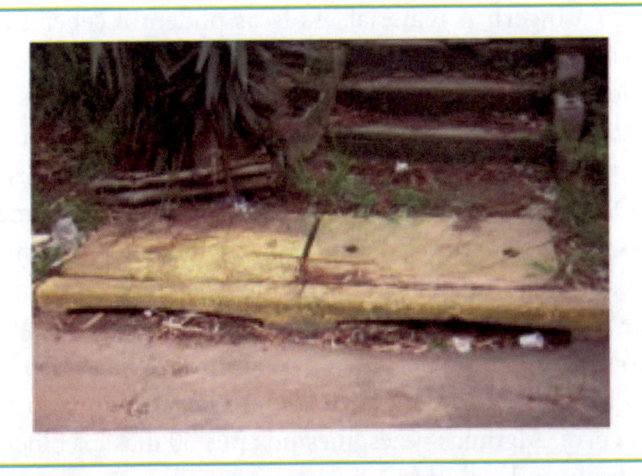

Figura 19.7 - Boca-de-lobo em rua na cidade de São Paulo com grande quantidade de lixo, o que dificulta a colocação das iscas.

# 20 Testes para Avaliação da Eficácia de Produtos Desinfestantes

Os produtos desinfestantes como, por exemplo, inseticidas e rodenticidas, devem comprovar sua eficácia no controle das espécies -alvo para obtenção do registro e autorização para comercialização. Os testes de eficácia são realizados em laboratório ou em campo, mas sempre sob condições padronizadas. A Agência Nacional de Vigilância Sanitária (ANVISA) publicou, em 2009, a 3ª edição do *Manual de testes de Eficácia em Produtos Desinfestantes*, no qual são padronizadas as variáveis críticas para um determinado teste, como: número de espécimes por teste, número de repetições, forma física dos produtos, adoção de produto padrão para verificação de suscetibilidade e resistência da população exposta ao teste, local e data da aplicação, dose e modo de aplicação, modo de manutenção das pragas-teste, espécies representativas para cada teste e outros aspectos mais específicos. No citado manual são discutidos os testes de eficácia para as pragas mais representativas do ponto de vista de saúde pública, como ácaros, aranhas, baratas, barbeiros, borrachudos, carrapatos, cupins, escorpiões, formigas, moscas, mosquitos, pulgas, ratos e traças, além daquelas citadas como pragas de jardim, ou seja, besouros, caracóis, cochonilhas, formigas cortadeiras, gafanhotos, lagartas, lesmas, percevejos, pulgões e tripes.

De modo geral, a eficácia de um produto é avaliada a partir da exposição de animais-teste ao composto em condições indicadas de uso. Após a exposição observa-se a mortalidade dos animais e compara-se com a mortalidade de animais-controle, isto é, aqueles submetidos a condições similares, mas sem a presença do composto tóxico (Figura 20.1). Devem ser utilizados animais sadios e não expostos a outros testes e a produtos químicos. Usar machos e fêmeas, de forma a se evitar uma possível predileção do produto por um determinado sexo, exceto se o teste for avaliar a eficácia de repelente para mosquitos, nesse caso devem ser utilizadas apenas fêmeas. Os animais utilizados devem ser da mesma idade, no caso de roedores, ou estarem na mesma fase do ciclo de vida, no caso de insetos. Eficácia obtida com testes em animais de idades diferentes pode não refletir a realidade, pois há produtos que são mais tóxicos na fase jovem do animal do que em sua fase adulta. O mesmo vale para os diferentes estágios de insetos, como larvas, pupas, ninfas e adultos. Por exemplo, um determinado inseticida pode ser eficaz para pulgas em sua fase larval, mas não ter efeito significativo na fase de pupa. As condições a que serão submetidos devem garantir o bem-estar dos animais, não causando sofrimento, além daquele, muitas vezes, atribuído ao efeito do composto. Esse assunto pode ser controverso e, muitas vezes, difícil de perceber a importância se utilizam mosquitos ou baratas, mas fica mais claro quando pensamos em testes de eficácia com roedores. Não podemos esquecer que estamos avaliando a eficácia de um produto em matar o organismo-alvo e não a probabilidade desses organismos morrerem por estarem sendo submetidos a condições inadequadas à sua manutenção. Ainda, os materiais como, por exemplo, gaiolas e comedouros, e reagentes devem ser definidos de acordo com o sistema-teste e seguidos os protocolos visando garantir a confiabilidade dos resultados.

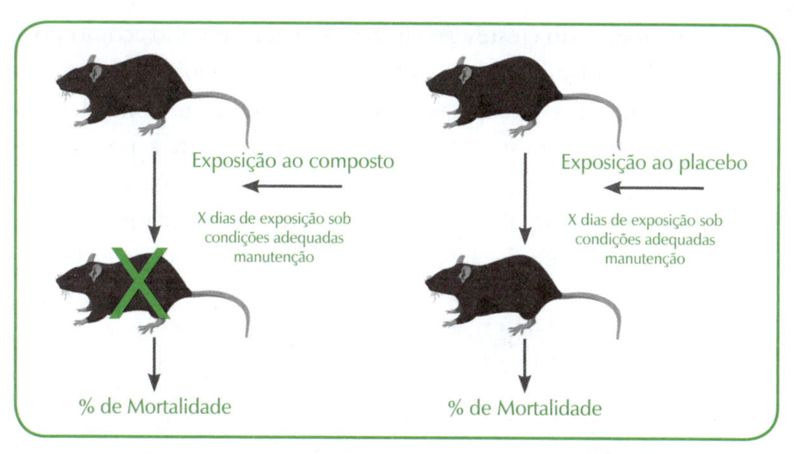


**Figura 20.1** - Esquema representativo da metodologia de um teste genérico para avaliação da eficácia de produtos desintestantes.

Os testes para avaliação de eficácia de iscas atrativas devem mostrar que o produto em questão é capaz de atrair e matar o organismo-alvo, sendo, portanto, de grande importância a realização dos ensaios com o ingrediente ativo em produtos formulados, como aqueles que serão disponibilizados ou aplicados no ambiente. Também é importante ser destacada a comprovação da eficácia de um determinado ingrediente ativo formulado como isca atrativa para ser ingerida por meio de testes com opção alimentar. Isto é, deve ser oferecida a isca e a ração, pois se o teste for realizado sem que o animal receba outra opção alimentar que não seja a do produto em análise, não se pode ter certeza que a isca é atrativa e palatável o suficiente, embora possa ser eficaz quando ingerida. Pois, mesmo que o animal ingira o produto e morra não se pode ter certeza de que se houvesse disponibilidade de outro tipo de alimento ele iria comer a isca contendo o produto em análise.

Já os testes que avaliam a eficácia de produtos aplicados no ambiente devem levar em consideração a frequência com que os animais passam pelo local tratado, pois é dessa forma que ele irá se contaminar. Também é importante que sejam testadas diferentes concentrações do produto em diferentes superfícies.

Os resultados dos testes de eficácia são apresentados como porcentagem de mortalidade em determinado período de tempo dos animais submetidos ao experimento. A porcentagem de mortes e o tempo necessário para sua ocorrência para que o teste seja considerado satisfatório variam em função do ingrediente ativo, da formulação e do tipo de animal, mas, de modo geral, a taxa de mortalidade que pode ser considerada satisfatória é de 90% ± 10 em até 72 horas.

# 21 Testes para Avaliação da Toxicidade

Todo composto com atividade biocida é, em grau variável, tóxico para os organismos, exigindo para seu uso o cumprimento de normas e medidas que impeçam ou reduzam os efeitos prejudiciais e deletérios aos seres humanos e organismos não alvo. Esses compostos, inseticidas, rodenticidas, fungicidas, entre outros, são responsáveis por intoxicação de seres humanos e de animais expostos diretamente ou durante sua manipulação, ou indiretamente por meio da ingestão de água e alimentos contaminados.

As intoxicações são agudas quando os efeitos no organismo se manifestam intensamente e em pouco tempo após a exposição a altas doses do agente, ou crônicas, geralmente de caráter ocupacional, com manifestação tardia, insidiosa e, muitas vezes, com efeitos cumulativos. Entre os fatores de risco para ocorrência de intoxicações, notadamente na forma crônica, podem ser citados como de grande relevância a falta de informação do risco existente na manipulação, a não adoção das medidas adequadas de aplicação e proteção, bem como a negligência na prática diária por falta de percepção da periculosidade. Cabe salientar que dentre os fatores citados, a falta de informação sobre o risco é o aspecto mais importante, especialmente em casos de intoxicação de profissionais.

Visando aumentar a segurança na utilização de desinfestantes, os produtos devem ser avaliados quanto ao seu potencial tóxico, envolvendo aspectos bioquímicos e provas toxicológicas. Devem ser realizados testes toxicológicos com o ingrediente ativo (composto puro), com o produto técnico, com as suas formulações, com as impurezas de fabricação e seus produtos de degradação. De modo geral, esses testes são feitos em animais de laboratório, estudando-se a toxicidade aguda, comprovação da ausência de potenciação dos efeitos tóxicos dos ingredientes ativos que compõem a mistura do produto por meio da avaliação das $DL_{50}$ oral e dérmica da mistura, toxicidade dérmica subaguda, toxicidade crônica, neurotoxicidade, efeitos carcinogênicos, efeitos mutagênicos, efeitos teratogênicos, irritação e corrosão ocular, irritação e corrosão cutânea. Também devem ser realizadas a avaliação do metabolismo e da via de excreção, incluindo a vida média biológica do ingrediente ativo e a toxicidade dos metabólitos em plantas e animais.

As diretrizes para avaliação toxicológica podem ser encontradas no *Manual de procedimentos para análise toxicológica de produtos agrotóxicos, seus componentes e afins* da Agência Nacional de Vigilância Sanitária (ANVISA). Ainda, salienta-se que as provas e ensaios devem ser realizados conforme especificações da Organização Mundial da Saúde (OMS), Programa Internacional de Segurança de Substâncias Químicas (IPCS), Agência Internacional de Pesquisa sobre o Câncer (IARC/OMS), Centro Pan-Americano de Ecologia Humana e Saúde da Organização Pan-Americana de Saúde (ECO/OPS), Organização das Nações Unidas para Agricultura e Alimentação (FAO), Registro Internacional de Substâncias Potencialmente Tóxicas do Programa das Nações Unidas para o Meio Ambiente (IRPT/UNEP), Organização para Cooperação Econômica de Desenvolvimento da Comunidade Econômica Europeia (OECD/CEE) e da Agência de Proteção Ambiental dos Estados Unidos (EPA).

Alguns termos aparecem com frequência quando se trata de avaliar níveis tóxicos de compostos, como NOAEL (*no observed adverse effect level)* e LOAEL (*low observed adverse effect level*) e, portanto, é importante se conhecer seu significado. NOAEL corresponde à dose máxima que não apresenta efeitos adversos observáveis em um organismo exposto ao produto. Já LOAEL é a dose mais baixa de um composto que pode causar algum efeito observável no organismo. A NOAEL e a LOAEL são bons indicadores na elaboração de estudos de avaliação de risco.

A toxicidade aguda, estabelecida por meio da $DL_{50}$, isto é, dose que mata 50% dos organismos submetidos ao teste, deve ser realizada tanto para exposição oral ao composto como exposição dérmica e avalia os efeitos imediatos decorrentes da exposição ao composto. A $DL_{50}$, oral ou dérmica, aguda é determinada a partir da exposição de animais a diferentes doses do composto em estudo. Devem ser utilizadas 4 doses do composto, sendo que a dose inferior não deve provocar a morte, e a superior deve provocar 100% de mortalidade dos animais expostos. Após 14 dias de exposição, verifica-se o índice de mortalidade e estabelece-se a quantidade necessária do composto em miligrama por quilo de peso corpóreo para provocar a morte de 50% dos animais expostos. Os compostos podem ser classificados quanto à toxicidade aguda em 4 classes toxicológicas (Tabela 21.1).

Cabe salientar que os compostos em fase de desenvolvimento a serem pesquisados ou experimentados no Brasil devem ser classificados na classe toxicológica I, não necessariamente por sua toxicidade, mas sim em função da ausência de algumas informações ainda em estudo. Também é importante destacar que a classificação de uma substância em determinada classe toxicológica não implica em todos os dados obtidos pertencerem ao mesmo nível de toxicidade, sendo utilizado o dado mais restritivo para definir a classe toxicológica do produto. No caso de formulações, utiliza-se a fórmula $DL_{50}$ do ingrediente ativo multiplicado por 100 e o produto dividido pela porcentagem de ingrediente ativo na formulação. Também é importante considerar as modalidades de uso das formulações, pois algumas formulações apresentam riscos de intoxicação maiores do que outras, mesmo se tratando de um determinado ingrediente ativo.

| Tabela 21.1. Classificação dos agrotóxicos/desinfestantes em função de sua toxicidade | | | |
|---|---|---|---|
| **Cor** | **Classe** | **Grau** | **Critérios para classificação** |
| Vermelho | I | Extremamente tóxicos | FL: DL50 oral $\leq$ 20 mg.kg$^{-1}$<br>DL50 dérmica $\leq$ 40 mg.kg$^{-1}$<br>FS: DL50 oral $\leq$ 5 mg.kg$^{-1}$<br>DL50 dérmica $\leq$ 10 mg.kg$^{-1}$<br>CL50 $\leq$ 2 mg.L$^{-1}$ ar/h |
| Amarelo | II | Altamente tóxicos | FL: 20 mg.kg$^{-1}$ $<$ DL50 oral $\leq$ 200 mg.kg$^{-1}$<br>40 mg.kg$^{-1}$ $<$ DL50 dérmica $\leq$ 400 mg.kg$^{-1}$<br>FS: 5 mg.kg$^{-1}$ $<$ DL50 oral $\leq$ 50 mg.kg$^{-1}$<br>10 mg.kg$^{-1}$ $<$ DL50 dérmica $\leq$ 100 mg.kg$^{-1}$<br>0,2 mg.L$^{-1}$ ar/h $<$ CL50 $\leq$ 2 mg.L$^{-1}$ ar/h |
| Azul | III | Medianamente tóxicos | FL: 20 mg.kg$^{-1}$ $<$ DL50 oral $\leq$ 2.000 mg.kg$^{-1}$<br>400 mg.kg$^{-1}$ $<$ DL50 dérmica $\leq$ 4.000 mg.kg$^{-1}$<br>FS: 50 mg.kg$^{-1}$ $<$ DL50 oral $\leq$ 500 mg.kg$^{-1}$<br>100 mg.kg$^{-1}$ $<$ DL50 dérmica $\leq$ 1.000 mg.kg$^{-1}$<br>2 mg.L$^{-1}$ ar/h $<$ CL50 $\leq$ 20 mg.L$^{-1}$ ar/h |
| Verde | IV | Pouco tóxicos | FL: DL50 oral $>$ 2.000 mg.kg$^{-1}$<br>DL50 dérmica $>$ 4.000 mg.kg$^{-1}$<br>FS: DL50 oral $>$ 500 mg.kg$^{-1}$<br>DL50 dérmica $>$ 1.000 mg.kg$^{-1}$<br>CL50 $>$ 20 mg.L$^{-1}$ ar/h |

**FL:** forma líquida; FS: forma sólida; DL: dose letal; CL: concentração letal; ar/h: ar por hora.

**Nota:** Os valores são referentes a testes realizados com rato branco, em condições laboratoriais.

**Adaptado de:** Manual de procedimentos para análise de produtos agrotóxicos, seus componentes e afins, da ANVISA.

A toxicidade dérmica subaguda é avaliada por, no mínimo, 21 dias, quando houver risco de exposição humana não intencional através de contatos dérmicos repetidos como, por exemplo, contato dérmico com produtos fumigantes, produtos vaporizáveis ou produtos volatilizáveis, sempre, nas condições indicadas de uso, ou, ainda, quando os produtos avaliados venham a oferecer riscos dessa natureza, segundo critérios e definições estabelecidas pelo órgão competente do Ministério da Saúde.

Para avaliação da toxicidade crônica administra-se diariamente aos animais-teste, dose que não produza mais que 10% de mortalidade quando aplicada uma única vez. Após o tempo de exposição estabelecido, todos os animais são mortos e seus tecidos e órgãos são submetidos à análise. Deve ser avaliada a toxicidade em curto prazo, alimentando-se os animais diariamente com rações e diferentes doses do composto em estudo, por período de tempo nunca inferior a 10% da vida média do animal. Para ratos e camundongos este período corresponde a 90 dias e para cães 1 ano. São analisados dados como curvas ponderais, consumo de alimentos, exame clínico, provas hematológicas, testes bioquímicos de sangue e de urina, exames anatomopatológicos e histológicos. A avaliação da toxicidade crônica em curto prazo deve ser feita com pelo menos duas espécies de animais, sendo uma delas não roedora.

A avaliação da toxicidade crônica em longo prazo também envolve a alimentação de animais de laboratório diariamente com rações e diferentes doses do composto em estudo, mas difere da avaliação em curto prazo no tempo de exposição. Os animais devem ser acompanhados por período de tempo equivalente à metade da vida média da espécie: 18 meses para camundongos e 24 meses para ratos. Similar ao teste em curto prazo, também são analisados dados sobre curvas ponderais, consumo de alimentos, exame clínico, provas hematológicas, testes bioquímicos de sangue e de urina, exames anatomopatológicos e histológicos, além de possíveis efeitos carcinogênicos.

Os efeitos neurotóxicos retardados são avaliados a partir da capacidade de um composto causar efeitos adversos no sistema nervoso central (SNC) de vertebrados. Nos testes de neurotoxicidade, devido à grande complexidade do sistema nervoso, é sempre necessária a utilização de diferentes espécies animais, sempre de ambos os sexos e diferentes doses e duração de exposição. São avaliadas alterações quantitativas e qualitativas nos níveis homeostáticos de neurotransmissores, seus precursores e seus produtos de degradação, alterações nos sistemas enzimáticos envolvidos na síntese e biotransformação dos mensageiros químicos, efeitos na transmissão neural, alterações na morfologia dos componentes do sistema nervoso (SN), bem como alterações nas funções motoras e cognitivas. De acordo com os resultados obtidos podem ser identificados, pelo menos, 6 níveis de neurotoxicidade conforme mostrado na Tabela 21.2 a seguir. E de acordo com sua classificação, estes insumos podem ser definidos como compostos: neurotóxicos, provavelmente neurotóxicos, possivelmente neurotóxicos e não neurotóxicos.

Tabela 21.2. Níveis possíveis de neurotoxicidade estabelecidos a partir de ensaios com animais de laboratório em procedimentos preconizados pela ANVISA

| Nível de neurotoxicidade | Efeitos |
|---|---|
| 1* | Irreversíveis |
| 2* | Reversíveis |
| 3 | Metabólicos |
| 4 | Fisiológicos e comportamentais |
| 5 | Alterações neurológicas |
| 6 | Alterações morfológicas |

*Observados apenas em seres humanos.

Os efeitos carcinogênicos são avaliados pela capacidade do composto de induzir o desenvolvimento de tumores. A avaliação destes efeitos oncogênicos é realizada em laboratório através da administração de duas doses do toxicante em duas espécies com grupos de pelo menos 50 animais. As vias de administração devem ser similares às condições de exposição humana. Os animais são acompanhados por no mínimo 78 semanas após a administração do composto, e, então, são mortos e necropsiados. Os fragmentos com lesões visíveis são analisados histologicamente. Segundo o potencial carcinogênico, os desinfestantes podem ser classificados em 4 grupos:

- ES, evidência carcinogênica suficiente;
- EL, evidência carcinogênica limitada;
- EI, evidência carcinogênica inadequada;

- SI, sem evidência carcinogênica.

Estudos epidemiológicos são importantes na avaliação do potencial carcinogênico, considerando-se:

- ES, quando há relação causal entre o composto e o desenvolvimento de câncer na população humana de alguma forma exposta;
- EL, quando a ação de fatores interferentes não pode ser excluída no desenvolvimento de câncer em seres humanos expostos ao composto;
- EI, quando há informações contraditórias na correlação entre exposição humana e desenvolvimento de tumores cancerígenos.

Os testes de mutagenicidade avaliam os efeitos de um determinado composto sobre o material genético. A mutagenicidade pode ser avaliada a partir de estudos com micro-organismos procariotos e eucariotos, com células de animais e com animais. Entre os testes de mutagenicidade com procariotos pode ser citado o teste de AMES, que se baseia na reversão da *Salmonella typhimurium*, fenótipo histidina negativo em histidina positivo. Com eucariotos unicelulares podem ser citados o teste de conversão gênica, com cepas de *Saccharomyces cerevisae* triptofano dependente, e o teste de mutação reversa com *Saccharomyces cerevisae* isoleucina dependente. Nos 3 testes citados, os micro-organismos são expostos ao composto, em diferentes concentrações, com e sem sistema de ativação, isto é, agentes que revelam a necessidade ou não de metabolização do composto para a substância ser mutagênica, e cultivados em meio sem a presença da substância necessária a cada espécie. Após o tempo de crescimento adequado a cada tipo de micro-organismo é avaliada a presença e taxa de colônias capazes de crescer em meio não propício ao seu desenvolvimento, indicando a ocorrência de mutagenicidade. A Figura 21.1 resume esquematicamente os procedimentos descritos.

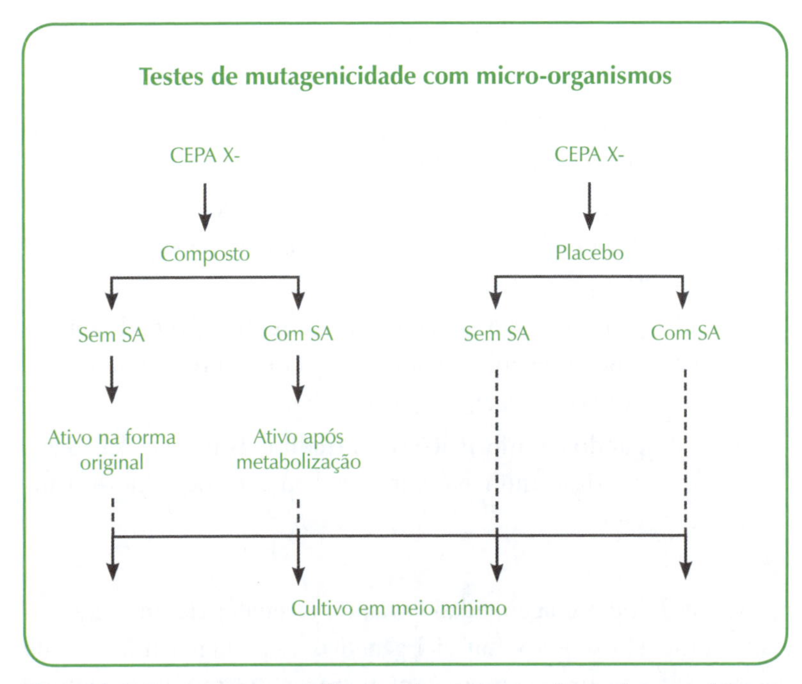


**Figura 21.1** - Esquema do procedimento adotado para avaliação do potencial mutagênico de um composto em testes com micro-organismos, onde CEPA X- representa micro-organismos dependentes da substância X para sua viabilidade e SA corresponde a sistema de ativação. O meio mínimo compreende meio de cultivo sem a substância X, no qual crescerão somente aqueles micro-organismos que sofreram mutação e tornaram-se capazes de sintetizar a substância X.

Embora os testes com micro-organismos unicelulares procariotos e eucariotos sejam de grande importância na avaliação da mutagenicidade de um composto, os ensaios com animais de laboratório oferecem maiores vantagens, pois podem reproduzir as condições de exposição humana. Entre os ensaios com células de animais pode ser citado o teste com linfócitos de sangue periférico, e com animais, os testes de metáfases de medula óssea, micronúcleo e letal dominante. O teste com linfócitos do sangue pode ser realizado *in vitro* com a utilização de sangue de indivíduos saudáveis de ambos os sexos, ou *in vivo,* utilizando-se sangue de indivíduos que foram expostos ao composto. Em ambos os casos, os linfócitos coletados são colocados em meio de cultivo apropriado e estimulados a entrarem em mitose. Após 52 horas avalia-se a frequência de aberrações cromossômicas.

O teste de metáfases de medula óssea avalia a capacidade do composto em produzir aberrações cromossômicas estruturais, detectando a presença de substâncias clastogênicas, isto é, que induzem a quebra cromossômica. Neste teste, animais adultos e saudáveis de ambos os sexos são expostos ao composto por via apropriada, isto é, via similar a de exposição humana, uma única vez. Após 3, 6 a 8, 12 a 16 e 24 horas de exposição os animais são mortos e a medula de seus fêmures é coletada para análise das células em metáfase.

Os micronúcleos são fragmentos cromossômicos ou cromossomos inteiros que se encontram dispersos no citoplasma das células por não terem se ligado ao fuso durante a divisão celular. De modo geral, são considerados resultantes de lesões causadas por agentes mutagênicos. No teste do micronúcleo procura se detectar substâncias clastogênicas e aneugênicas, isto é, substâncias capazes de impedir a segregação simétrica do material genético durante a divisão celular, alterando a distribuição quantitativa dos cromossomos. São utilizados animais adultos e saudáveis de ambos os sexos expostos ao composto por via intraperitonial ou oral, uma única vez. Após 12, 24 e 72 horas os animais são mortos e são coletados eritrócitos policromáticos da medula óssea para avaliação da frequência de micronúcleos. Já o teste do letal dominante avalia o potencial mutagênico do composto ao tecido germinativo. Uma mutação letal dominante no gameta não interfere na sua viabilidade, mas é letal no embrião. Neste teste, os animais do sexo masculino tratados de forma aguda ou durante toda a espermatogênese são cruzados com várias fêmeas não expostas ao composto. As fêmeas são mortas a meio termo da prenhez e é avaliada a frequência de implantações mortas que correspondem aos letais dominantes.

Na avaliação da capacidade mutagênica de um composto, pode-se considerar em linhas gerais que quando todos os testes de mutagenicidade forem negativos, o composto, com grande probabilidade, não é mutagênico para o homem. Se pelo menos um dos testes *in vitro* com micro-organismos der positivo, outros testes devem ser realizados. Se pelo menos 2 testes *in vitro* forem positivos, sendo um deles em eucarioto, o composto é considerado potencialmente mutagênico para o homem, e se qualquer teste *in vivo* for positivo, o composto é considerado mutagênico para o homem.

Os efeitos teratogênicos, ou seja, aqueles que levam a más-formações no embrião, de um composto são avaliados por meio de métodos experimentais em pelo menos duas espécies de animais de laboratório e por 3 gerações sucessivas. O processo é bastante complexo e envolve três fases distintas. A primeira fase visa avaliar o potencial do composto sobre a fertilidade e desempenho reprodutivo, expondo machos durante a espermatogênese e cruzando-os com fêmeas não expostas ou expondo fêmeas durante a ovulação e cruzando-as com machos não expostos. Em ambos os casos, as fêmeas são acompanhadas, sendo metade dos animais morta a meio termo da prenhez e a outra metade indo a término da gestação. Na segunda fase são verificadas a taxa de mortalidade e as alterações na prole de fêmeas expostas durante a gestação. Neste caso, as fêmeas prenhes recebem doses diárias do composto durante o período de organogênese embrionária e no final da gestação são mortas e os fetos retirados e analisados. E na terceira fase se avaliam os efeitos do toxicante sobre o desenvolvimento peri e pós-natal, a partir da exposição ao toxicante durante o último terço da gestação até o desmame.

Nos testes para avaliação da irritação e corrosão ocular aplica-se o composto no saco conjuntival de um dos olhos do animal teste, sendo o outro olho usado como controle. Após 1, 24, 48 e 72 horas de contato procede-se à análise avaliando a opacidade da córnea, congestão, inchaço, hiperemia ao redor dos olhos e presença de vasos sanguíneos na conjuntiva. Este teste causa bastante desconforto ao animal e pode ser evitado, uma vez que há ensaios disponíveis *in vitro* com eficácia comprovada. Por exemplo, podem ser usadas córneas bovinas montadas em câmaras especiais com medida de transmitância de feixe luminoso. A diminuição da transmitância representa aparecimento de opacidade. Outro teste *in vitro* que pode ser utilizado é o teste de recuperação da córnea, no qual células epiteliais danificadas pela exposição ao composto não são capazes de recuperação. Células epiteliais não danificadas são naturalmente substituídas por células normais em meio de cultivo adequado. Quando o produto formulado provocar corrosão, ulceração ou opacidade da córnea irreversível após 7 dias da aplicação novos estudos deverão ser conduzidos sob supervisão do órgão competente.

A avaliação da irritação e corrosão cutânea envolve a aplicação do composto em 4 doses diferentes sobre a pele devidamente tosquiada do animal. Após 24 horas de contato observa-se a presença de eritemas, escaras e cicatrizes. A Tabela 21.3 mostra a classificação toxicológica dos agrotóxicos/desinfestantes considerando-se a irritação ocular e a corrosão dérmica.

**Tabela 21.3. Classificação toxicológica dos agrotóxicos/desinfestantes em função da irritação ocular e corrosão dérmica de animais expostos**

| Cor | Classe | Irritação ocular | Corrosão dérmica |
|---|---|---|---|
| Vermelho | I | Opacidade reversível ou não da córnea em 7 dias ou irritação persistente das mucosas oculares | Ulceração e corrosão da pele |
| Amarelo | II | Sem opacidade da córnea e reversibilidade da irritação das mucosas em 7 dias | Irritação severa da pele |
| Azul | III | Sem opacidade da córnea e reversibilidade da irritação das mucosas em 72 horas | Irritação moderada da pele |
| Verde | IV | Sem opacidade da córnea e reversibilidade da irritação das mucosas em 24 horas | Irritação leve da pele |

**Adaptado de:** Manual de procedimentos para análise de produtos agrotóxicos, seus componentes e afins, da ANVISA.

Além dos testes citados, informações de ordem médica, como dados clínicos e laboratoriais referentes a pessoas expostas, confirmação de diagnóstico em intoxicações, primeiros socorros, medidas terapêuticas e antídotos, devem ser incluídas na avaliação de toxicidade.

Também devem ser realizados ensaios que avaliem os efeitos do composto sobre o ambiente. Testes de toxicidade aguda e crônica para peixes, organismos aquáticos invertebrados, aves, abelhas e fauna silvestre nativa são indicados, bem como testes para avaliação da possibilidade de bioacumulação e magnificação trófica do composto. Os dados necessários para avaliação da toxicidade ambiental compreendem o deslocamento do composto no ambiente terrestre, aquático e atmosférico, sua persistência e degradação e a toxicidade de seus produtos de degradação.

# Mecanismos de Contaminação Ambiental

# 22

Do mesmo modo que os agrotóxicos utilizados na agricultura, o comportamento e o destino de um produto desinfestante no ambiente urbano depende das propriedades químicas da molécula do ingrediente ativo, o tipo de formulação e metodologia de aplicação, as características físicas, químicas e biológicas do ambiente de aplicação e as condições meteorológicas. A interação destes fatores irá determinar, por exemplo, a persistência ambiental, o potencial de lixiviação, a capacidade de ser transportado pela atmosfera, etc.

Mas, diferentemente do que ocorre na agricultura, onde os agrotóxicos são aplicados sobre o solo ou sobre as culturas, nas cidades os desinfestantes são aplicados, via de regra, em ambientes construídos e impermeabilizados e muitos mais próximas de populações humanas. Naturalmente, há exceções como aplicação de rodenticidas nas margens de córregos e em terrenos baldios, o uso de herbicidas em praças, parques e jardins e de inseticidas em rios e outros corpos d'água. Assim, vamos abordar os mecanismos de contaminação ambiental sob dois pontos de vista: quando o biocida é aplicado em ambiente construído e quando aplicado em ambiente "natural", sendo este natural entendido como meio contendo solo exposto, vegetação e corpos d'água. Em ambas as situações, o local de aplicação de produtos desinfestantes deve ser avaliado previamente quanto às suas características ambientais. Deve ser avaliada a distância do local da aplicação em relação ao corpo d'água superficial mais próximo, procurando-se minimizar os riscos de contaminação aquática. A posição do local que receberá a aplicação em relação ao relevo e o tipo de solo predominante, se arenoso ou argiloso., que também são aspectos importantes no arraste superficial e na lixiviação dos possíveis contaminantes. Em áreas urbanas, ainda é importante a avaliação da presença de poços, sua profundidade, do método de construção empregado e a finalidade de uso da água, bem como a cobertura das vias, se asfaltadas ou não. Durante a aplicação devem ser observadas as condições climáticas e seguidas as orientações de uso fornecidas pelo fabricante quanto ao horário mais indicado para realização do procedimento. Ainda, após a aplicação dos desinfestantes é importante que seja realizada uma visita ao local para avaliação de alguma possível alteração ambiental.

Dependendo da formulação aplicada em local construído o risco de contaminação ambiental pode variar de baixo a alto. De modo geral, são aplicadas em ambientes construídos formulações inseticidas como pó molhável, suspensão concentrada, concentrados emulsionáveis, emulsão aquosa, microencapsulado, ultra baixo volume, iscas granuladas e gel, espirais e comprimidos, entre outras. Destas citadas as que apresentam maior potencial de contaminação ambiental, naturalmente, são aquelas cujo volume aplicado é significativo, abrangendo uma área que contém várias edificações, sendo, normalmente, usadas em campanhas de saúde pública no controle de vetores de importantes doenças.

As aplicações espaciais do tipo pulverizações, atomizações e termonebulizações merecem destaque, uma vez que há grande probabilidade dos produtos aplicados serem transportados a outros ambientes. Esse transporte está relacionado com as características químicas do ingrediente ativo como sua pressão de vapor, o tamanho da partícula produzida pelo equipamento de aplicação e com a circulação das massas de ar na atmosfera. Assim, nesse tipo de aplicação deve haver uma observação cuidadosa das condições meteorológicas durante a aplicação do ingrediente ativo - evitando dias e horários com ventos com velocidade superior a cerca de 5 km/h - , assim como a formulação e o equipamento que se está utilizando, uma vez que a velocidade de deposição das partículas está relacionada, principalmente, com estes três fatores. Embora sejam aplicações espaciais, deve-se ter o cuidado com o local onde se está sendo realizado o procedimento, pois névoas de inseticidas muito próximas a corpos d'água podem contaminá-los durante a deposição do ingrediente ativo incorporado às gotículas de chuva.

Nas aplicações residuais de inseticidas, mesmo em ambientes construídos, a proximidade com áreas de solo exposto e com águas superficiais e a localização do sistema de coleta de águas pluviais devem ser levadas em consideração, uma vez que neste tipo de procedimento se tem por objetivo a presença do ingrediente ativo por maior tempo no ambiente. Parte da calda aplicada pode ser transportada por ação da água para outros locais, os quais nem sempre necessitam de desinsetização. Resíduos da calda contendo o ingrediente ativo podem atingir águas superficiais como córregos, lagos e até mesmo represas para abastecimento público, contaminando estes corpos d'água e, possivelmente, comprometendo a qualidade das águas no local. Ainda, os resíduos da aplicação podem ser transportados, por ação das águas, até ambientes com solo nu, o que possibilita a ocorrência de lixiviação, podendo atingir o lençol freático e, consequentemente, contaminar este recurso hídrico. Também é importante salientar que aplicações residuais apresentam maiores riscos de atingir espécies não alvo por permanecerem maior tempo no ambiente.

Os mecanismos de transporte de contaminantes decorrentes de aplicações de desinfestantes sobre solo exposto, parques e praças gramadas se assemelham àqueles observados na agricultura. Como já foi citado, no solo os contaminantes podem se movimentar por difusão através dos poros e junto com a água pelos espaços entre as partículas, estando a velocidade de transporte relacionada ao peso molecular, à temperatura e pH do solo, ao gradiente de concentração do contaminante e, especialmente, ao tipo predominante de partículas minerais e orgânicas constituintes do solo. No solo, os contaminantes podem ser degradados abioticamente, por meio de reações de hidrólise, fotólise e reações de oxirredução, ou por meio da ação de organismos edáficos ou suas enzimas. Esse último caso é chamado de degradação biótica e pode ser anaeróbia ou mais frequentemente aeróbia.

Quando aplicados ou carreados para os ambientes aquáticos, os desinfestantes podem se encontrar em suspensão ou em solução. Em ambos os casos, os contaminantes podem ser transportados por longas distâncias e atingir vários tipos de organismos aquáticos. O potencial de contaminação de um composto no meio aquoso depende das suas propriedades físico-químicas como, principalmente, grau de lipossolubilidade e hidrossolubilidade e polaridade, bem como das características do ambiente aquático. Assim como o que ocorre nos solos, os contaminantes podem ser degradados através de mecanismos abióticos e bióticos, anaeróbios ou aeróbios.

Seja no solo, seja em ambientes aquáticos, nem sempre a degradação total do contaminante ocorre na velocidade "desejada" pelo aplicador, e algumas vezes durante o processo abiótico ou biótico podem ser gerados produtos de degradação mais tóxicos do que o composto original. Ainda, há o risco do composto ou de seus produtos de degradação, presentes no solo e no ambiente aquático, serem assimilados pelos organismos daquele ambiente e armazenados em seus tecidos e, dessa forma, transferidos aos elos posteriores da cadeia alimentar da qual fazem parte. Esse processo de incorporação do contaminante e sua transferência aos demais níveis tróficos da cadeia alimentar recebe o nome de bioacumulação e magnificação trófica, respectivamente (Figura 22.1).

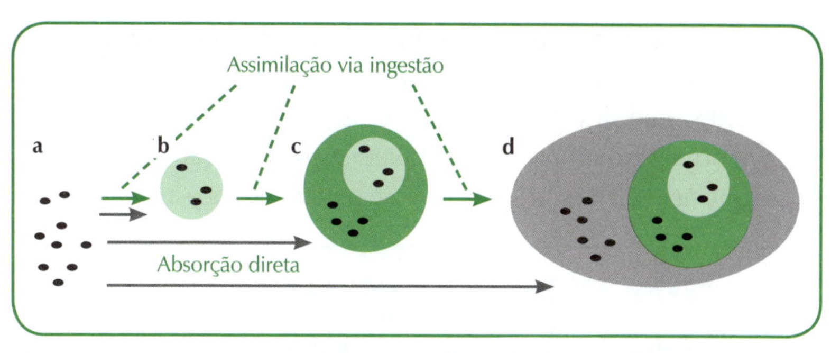


**Figura 22.1** - O esquema representa uma cadeia alimentar hipotética e o processo de bioacumulação e magnificação trófica. A) Estão representadas partículas do composto biocida, as quais podem ser absorvidas pela superfície corporal ou respiratória dos organismos representados por (B), (C) e (D); setas verdes. O composto também pode ser incorporado via ingestão durante a alimentação dos níveis tróficos superiores (setas cinzas).

Quanto aos rodenticidas, o uso de pó de contato em tocas deve envolver o conhecimento prévio do potencial de lixiviação dos compostos, de modo a se aumentar a segurança na utilização de água subterrânea nesses locais. Estudos indicam que o ingrediente ativo cumatetralila, derivado da cumarina , formulado como pó de contato, permanece na camada de 0 a 5 cm de solo argiloso, não sendo lixiviado a camadas mais profundas. Já a colocação de iscas formuladas como blocos parafinados, colocadas em bueiros e bocas-de-lobo, podem em tese, se não forem consumidas pelos roedores, levar o ingrediente ativo, que é um anticoagulante, a ambientes aquáticos, atingindo vários tipos de organismos. Por outro lado, a colocação de iscas peletizadas (Figura 22.2) colocadas mais internamente tem pequena probabilidade de promover a contaminação ambiental, uma vez que estas iscas são colocadas no interior de edificações dentro de saquinhos parcialmente rasgados. Isso não quer dizer que o uso de iscas rodenticidas peletizadas não oferece nenhum risco de contaminação ambiental, mas sim que seu potencial de atingir maiores áreas no ambiente é mais baixo do que outras formulações rodenticidas. Quando se avalia a possibilidade de contaminação ambiental devem ser levadas em consideração todas as ocorrências possíveis, mesmo aquelas que apresentam baixa probabilidade. Por exemplo, supondo-se que no forro de uma instituição de saúde sejam colocados saquinhos de iscas rodenticidas peletizadas e, então, ocorra uma forte tempestade com ventos que destelhem e varram os objetos presentes no local, pode ocorrer contaminação de ambientes próximos ao local de aplicação que nem tinham necessidade de ser submetidos a biocidas.

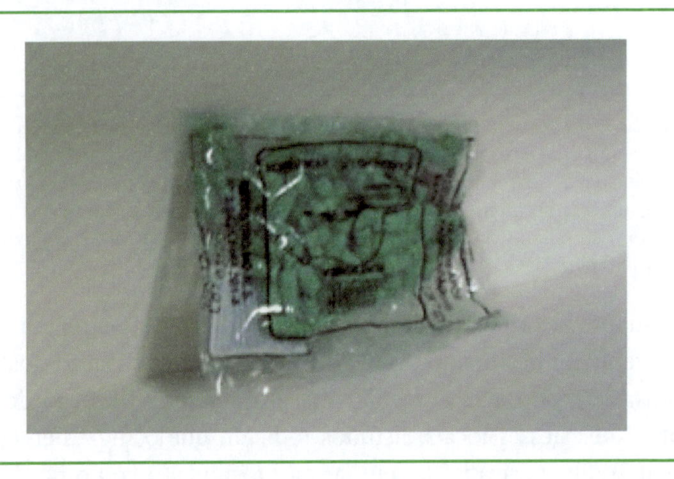

**Figura 22.2** - Saquinho de isca rodenticida peletizada, normalmente usado no interior de edificações ou de armadilhas.

Hoje, com mais de 50% da população mundial vivendo em cidades, é cada vez mais importante o conhecimento do comportamento de inseticidas, rodenticidas, entre outros compostos biocidas, em ambientes construídos ou "naturais" modificados pela ação do homem. A grande concentração de pessoas aliada, muitas vezes, a precárias condições sanitárias favorecem o estabelecimento e a proliferação de animais sinantrópicos, muitos dos quais relacionados a importantes doenças humanas, cujo controle envolve, entre outras medidas, o uso de biocidas. Do mesmo modo, a proximidade com as pessoas faz com que a possibilidade de intoxicações pelo uso de biocidas seja maior e, por isso, os métodos de aplicação devem ser cuidadosos para garantir o máximo de segurança tanto da população, quanto dos trabalhadores envolvidos nessas aplicações.

# Segurança do Trabalhador e da População

# 23

Os agrotóxicos e os desinfestantes estão entre os mais importantes fatores de risco para a saúde dos trabalhadores e para o meio ambiente. Algumas das formulações utilizadas são misturas de ingredientes ativos o que pode favorecer o aparecimento de quadros clínicos mistos e dificultar o diagnóstico das intoxicações. Ainda, muitas formulações contêm solventes orgânicos em concentrações variadas, utilizados como veículos, o que também contribui para a toxicidade do produto. Esses compostos podem provocar alterações dérmicas, imunológicas, hormonais, hematológicas, pulmonares, hepáticas, neurológicas, cardiovasculares, más-formações fetais, processos tumorais e toxicidade para a reprodução, entre outros agravos. Assim, se faz necessário que os trabalhadores tenham acompanhamento médico atendendo ao Programa de Controle Médico de Saúde Ocupacional (PCMSO), conforme estabelece a Norma Regulamentadora NR nº 7 do Ministério do Trabalho e Emprego – Portaria 3214/78.

Atendendo à legislação trabalhista (Norma Regulamentadora NR nº 9, do Ministério do Trabalho e Emprego – Portaria 3214/78), todas as empresas que tenham funcionários em regime CLT (Consolidação das Leis do Trabalho), devem elaborar e implementar um Programa de Prevenção de Riscos Ambientais (PPRA), com o objetivo de preservação da saúde e integridade dos trabalhadores e o meio ambiente. No PPRA devem ser antecipadas situações de possíveis incidentes e acidentes e constarem medidas mitigadoras.

A manipulação, desde o preparo da calda, passando pela aplicação de inseticidas e de rodenticidas, até o descarte dos resíduos gerados, deve ser precedida de cuidadosa avaliação ambiental, mas, principalmente, do levantamento das condições de segurança para o profissional que irá manipular o insumo tóxico e, também, para a população potencialmente exposta. Como essas atividades podem representar risco à saúde dos indivíduos envolvidos, em função das características dos produtos utilizados, os profissionais devem ter conhecimento de que os desinfestantes são tóxicos não só às pragas, mas também aos seres humanos, animais e ao ambiente. Portanto, o amplo conhecimento das atividades desenvolvidas e do local de trabalho, a realização de treinamentos para esclarecimento e discussão dos possíveis riscos à saúde e ao ambiente, e o acompanhamento clínico e laboratorial dos trabalhadores são necessários como mecanismos de proteção à saúde e ao ambiente.

Em termos de segurança do trabalhador deve ser salientada a obrigatoriedade dos equipamentos de proteção, sejam coletivos ou individuais. Os equipamentos de proteção coletiva (EPC) são equipamentos utilizados para segurança enquanto um grupo de pessoas realiza determinada tarefa ou atividade. Devem ser utilizados por exemplo, cabos e redes de proteção, sinalizadores de segurança (placas, cartazes, fitas zebradas, cones, etc), extintores, exaustores, capelas, chuveiro de emergência, lava-olhos, enclausuramento acústico de fontes de ruído, ventilação dos locais de trabalho, proteção de partes móveis de máquinas e equipamentos e *kits* de primeiros socorros. Também pode ser definido como todo dispositivo, sistema ou meio físico, fixo ou móvel de abrangência coletiva, destinado a preservar a integridade física e a saúde de pessoas sujeitas, direta ou indiretamente, ao desenvolvimento de determinada atividade.

Entre os EPC, os quais devem ser priorizados, pode ser destacada a presença de extintores de incêndio, dispostos em locais de fácil acesso e vistoriados periodicamente, como medida de segurança não somente para os funcionários do local, mas também para a população do entorno. Simulações podem ser realizadas para preparar tanto os funcionários quanto a população do entorno em situações de emergência causadas por fogo. Visando a segurança dos funcionários da unidade, encontram-se o chuveiro de emergência (Figura 23.1-A) e o lava-olhos (Figura 23.1-B), os quais podem compor uma peça única ou serem duas unidades separadas.

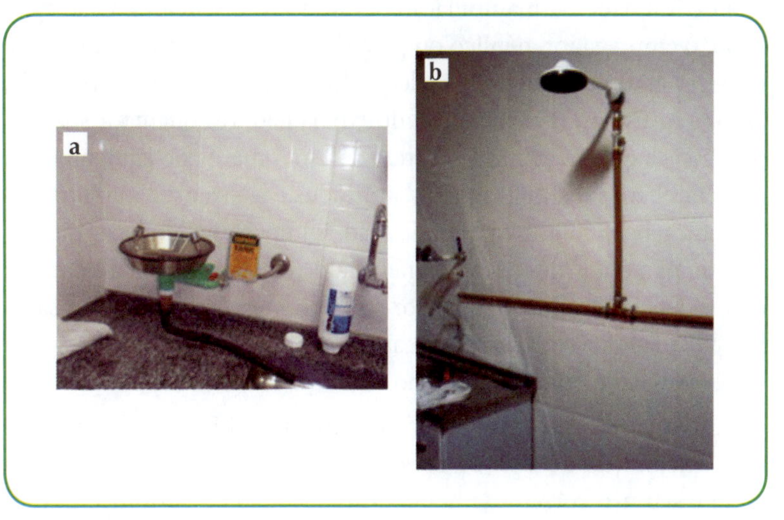


**Figura 23.1** - Equipamentos de proteção que devem estar presentes nos depósitos e locais de armazenamento e manipulação dos insumos tóxicos. Em (A) é mostrado um lava-olhos e em (B) o chuveiro de emergência Ambos são importantes em caso de acidentes para minimizar os riscos da exposição. Observar a presença de alavancas para facilitar o rápido acionamento.

Os lava-olhos são projetados de forma semelhante aos chuveiros de segurança, só que com o objetivo específico de livrar os olhos e a face de contato com contaminantes. Esse equipamento é constituído por 2 pequenos chuveiros de média pressão, acoplados a uma bacia, em ângulo que possibilite o direcionamento do jato de água na face e nos olhos do indivíduo. Já o chuveiro de emergência corresponde a um chuveiro comum, mas com o importante detalhe de possuir alavancas que possam ser acionadas pelas mãos, cotovelos ou joelhos. Chuveiros de segurança e lava-olhos, sendo equipamentos de emergência, devem ser revisados periodicamente para que estejam sempre preparados para uso imediato a qualquer instante.

Por outro lado, os equipamentos de proteção individual (EPI) referem-se a todo e qualquer dispositivo destinado ao uso pelo trabalhador, visando sua segurança nas atividades que envolvem risco. O tipo de EPI varia em função da atividade a ser desenvolvida, por exemplo, capacetes rígidos são importantes na construção civil, mas não tem grande utilidade na manipulação de produtos inseticidas. Pela legislação, o empregador, público ou privado, tem obrigação de adquirir e fornecer gratuitamente o EPI adequado ao risco inerente à atividade, exigir seu uso após capacitação dos trabalhadores quanto à sua importância e quanto ao modo correto de uso e guarda do equipamento. Deve também substituir os EPI danificados e realizar sua manutenção periódica, bem como sua higienização. É importante destacar que esses equipamentos devem ser higienizados no local de trabalho e não na residência do trabalhador. Por sua vez, o empregado deve usar o EPI adequado na realização de suas atividades e comunicar ao responsável qualquer alteração que impossibilite o uso do equipamento.

Os equipamentos de proteção individual (EPI) necessários variam em função do tipo de operação e da formulação do desinfestante e seu uso correto e manutenção adequada e periódica devem constar de programa de capacitação e ser acompanhado por supervisão técnica especializada. Esses equipamentos devem possuir certificado de aprovação (CA) expedido pelo Ministério do Trabalho e ser inspecionados, periodicamente, pelo responsável técnico e imediatamente antes de sua utilização, pelo próprio usuário, para verificação de danos. A Tabela 23.1 abaixo cita alguns tipos de EPI que podem ser utilizados na manipulação de biocidas. Vale lembrar que nem todas as atividades envolvem o uso de todos os equipamentos citados. Por exemplo, se o funcionário for aplicar gel inseticida é obrigatório que esteja usando calça comprida, camisa de mangas longas e luvas, mas não há necessidade do uso de boné ou touca legionária, nem máscara contra gases, uma vez que esse tipo de formulação não é volátil. Se o funcionário for aplicar pó de contato para controle de roedores, além de calça comprida e camisa de mangas longas, é obrigatório o uso de máscara para partículas e óculos de proteção, já que durante a aplicação pode haver levantamento de partículas atingindo partes do corpo.

| Tabela 23.1. Componentes de segurança individual que constituem o EPI utilizado na manipulação de desinfestantes, como inseticidas e rodenticidas | |
|---|---|
| **Proteção para a cabeça** | - Boné contra insolação<br>- Touca árabe com aba frontal |
| **Proteção para os olhos e face** | - Máscara semifacial<br>- Máscara completa com viseira de acetato transparente<br>- Óculos de segurança com válvulas de ventilação<br>- Óculos herméticos (vedam completamente o contorno das órbitas) |
| **Proteção auricular** | - Protetores tipo concha<br>- Protetores tipo *plug* |
| **Proteção respiratória** | - Filtros mecânicos (celulósico, retenção de partículas)<br>- Filtros químicos (retenção de gases e vapores orgânicos)<br>- Filtros combinados - mecânicos, na frente, e químicos (retenção de partículas e gases e vapores orgânicos) |
| **Proteção para o corpo** | - Roupa de trabalho constituída por calça e camisa de mangas longas, sem bolsos, de cor clara, confeccionados em algodão<br>- Uniforme de algodão, teflonado e hidrorrepelente constituído por capuz, calça e camisa de mangas longas, sem bolsos, de cor clara<br>- Avental deve ser de plástico impermeável (PVC ou polietileno); para proteção da parte frontal do corpo e pernas<br>- Luvas impermeáveis, nitrílicas ou similares, sem forro e com cano longo (15 a 20 cm de comprimento) para uso sobre a manga da camisa, flexíveis para o melhor manuseio dos recipientes e demais equipamentos<br>- Botinas confeccionadas em couro legítimo, com forro de raspa de couro e com solado em poliuretano antiderrapante, facilmente calçáveis e descalçáveis, impermeáveis e resistentes a agentes químicos, colocadas sob a calça e sem cadarços<br>- Botas impermeáveis, confeccionadas em PVC, de cano longo (até a virilha) sobre a calça para uso em córregos e alagadiços<br>- Creme protetor (bloqueador de UVB) para áreas do corpo expostas, quando da realização do trabalho em campo |

Estudos mostram que, na maioria das situações, somente a obrigatoriedade legal do uso de equipamentos de proteção, coletiva e individual, não é suficiente para conscientização do profissional quanto a sua segurança, das pessoas e do ambiente. Mas que quando ações de promoção da saúde dos profissionais são incorporadas à rotina das atividades, os acidentes diminuem e os funcionários incorporam as medidas de segurança e se sentem mais seguros na realização de seu trabalho. Como já citado, a capacitação dos funcionários quanto aos riscos à saúde e ao ambiente e o acompanhamento de sua saúde por meio da realização de exames médicos periódicos é essencial para o adequado e seguro desenvolvimento da atividade, além de ser exigência legal. Mas outros tópicos devem ser lembrados como, por exemplo, estimular o potencial profissional e desenvolver a autovalorização dos funcionários, o que irá melhorar, naturalmente, a qualificação do profissional.

Os aspectos básicos que devem ser abordados visando o aperfeiçoamento do profissional que atua na manipulação de desinfestantes compreendem o conhecimento da população de trabalhadores, a observação das atividades desenvolvidas diariamente e o estímulo à participação em cursos externos e em eventos técnico-científicos relacionados à atividade.

O conhecimento da diversidade dos trabalhadores informa sobre o funcionamento do local de trabalho, as políticas de contratação e a organização da empresa ou da instituição. Deve ser dado destaque ao gênero, à faixa etária, à escolaridade, ao endereço do funcionário, às qualificações e formações exigidas na contratação e, naturalmente, aos dados sobre o estado de saúde dos funcionários. O gênero e a faixa etária possibilitam o conhecimento das principais doenças que podem ocorrer na população estudada, o que se confirmará pela avaliação sobre o estado de saúde, além do planejamento de cada atividade, de modo a ser a mais adequada para obtenção dos melhores resultados. O nível de escolaridade pode mostrar, de modo indireto, a satisfação do funcionário com seu trabalho, uma vez que possibilita relacionar sua formação com as necessidades da atividade desenvolvida. Quanto ao endereço de moradia, este mostra a relação entre a assiduidade do funcionário e a distância do local de trabalho, levando-se em conta condições climáticas, de transporte, entre outras. Essas informações podem ser obtidas a partir de dados disponíveis no setor de recursos humanos da empresa ou instituição. Mas, como muitas vezes ocorre, nem sempre estão registrados formalmente ou, o que é bastante comum, não se encontram em um só lugar. Assim, é importante que haja um comprometimento dos responsáveis para se obter esse levantamento e lembrar que conversas com os trabalhadores são opções que apresentam bons resultados. A análise dessas informações permite fazer previsões para o futuro e possibilita direcionar a elaboração das ações de promoção à saúde dos trabalhadores.

O estímulo à participação de cursos externos e em eventos técnico-científicos, além de valorizar o profissional, possibilita a incorporação de novidades tecnológicas à atividade. Nesses locais há participação de profissionais de formações diferentes e de empresas privadas ou instituições públicas de estruturas diversas, condições estas que favorecem a troca de experiências entre os participantes. Um aspecto importante é a realização de reuniões após a participação nesses eventos, de modo que as "novidades" possam ser avaliadas e discutidas por todo o grupo. Também é importante que todos os funcionários tenham a oportunidade de participação, não se restringindo apenas aos cargos mais altos, o que, infelizmente, muitas vezes ocorre.

O profissional capacitado que valoriza sua profissão tem, seguramente, melhores condições de realizar a atividade de aplicação de desinfestantes em ambientes coletivos públicos ou privados com maior segurança, para si, para o ambiente e para a população em geral.

O primeiro passo visando à segurança da população é o conhecimento da ocupação predominante da área, uma vez que os procedimentos devem ser diferentes em uma área predominantemente residencial de outra, por exemplo, industrial. Inclusive porque as edificações e a área externa permeável, de modo geral, apresentam tamanhos bastante diferentes, além do tempo de permanência no local variar em função de ser local de residência, de estudo ou de trabalho. Também é importante conhecer as condições da via pública onde se dará a aplicação, uma vez que, vias asfaltadas apresentam condições de absorção e escoamento diferentes de ruas de terra, onde pode ocorrer lixiviação do produto e comprometimento das águas subterrâneas, e ainda diferentes de vielas em locais de construções irregulares, já que nestas situações as moradias estão muito próximas umas das outras e da própria "rua", não havendo recuo. Um aspecto importante é a condição de tráfego do local, que pode ser intenso durante todo o dia, intenso em algumas horas do dia ou pouco intenso, pois além de poder influenciar na dispersão dos produtos aplicados, em locais com trânsito intenso, a poluição atmosférica pode ter um efeito sinérgico com o produto aplicado sobre a saúde da população em geral. A posição do local em relação ao relevo é um fator importante na transferência para outras áreas. Aplicações em locais com acentuada declividade devem ter uma abordagem diferente de locais planos. O levantamento do uso da água de poços e da distância dos corpos d'água superficiais deve ser feito antes da aplicação de biocidas, pois pode haver ocorrência de *run off* (ou arraste superficial) e como consequência a contaminação de mananciais; e havendo lixiviação é possível a contaminação de água subterrânea e, portanto, dos poços. Embora nas cidades o cultivo de vegetais e a criação de animais para consumo não sejam usuais, deve ser lembrado que essas atividades ocorrem nas áreas periféricas. Portanto, previamente à aplicação de qualquer desinfestante, o local deve ser vistoriado para verificação da presença de hortas e animais de criação, selecionando a partir dessas informações o ingrediente ativo e a formulação mais indicados a cada situação.

O funcionário que for realizar o procedimento de desinfestação, seja em uma residência, seja em edificações multirresidenciais, institucionais ou comerciais, seja em áreas públicas, deve informar as pessoas dos riscos inerentes ao produto químico que está sendo utilizado. É importante que as pessoas sejam orientadas para que elas e seus animais de estimação não permaneçam no local durante e após um determinado período de tempo após a aplicação, bem como os cuidados a serem adotados na limpeza do ambiente após o procedimento.

Recomenda-se que seja elaborado um informe contendo os produtos desinfestantes utilizados a ser enviado à unidade de saúde mais próxima do local que recebeu aplicação de um desinfestante, para que, em caso de alguma intercorrência, a equipe médica tenha conhecimento do grupo químico, ingrediente ativo e formulação que foram usados e, possa adotar a conduta mais indicada para cada caso.

# 24 Avaliação de Risco

É importante conhecer a diferença entre perigo e risco, antes de se falar em avaliação de risco. Perigo pode ser definido como qualquer coisa, seja física, química ou biológica, capaz de causar algum tipo de dano a materiais, a equipamentos ou a metodologias de trabalho, enquanto risco se refere à possibilidade de que alguma pessoa sofra dano decorrente do perigo a que foi exposta. Deve-se ter em mente que nem todos os riscos podem ser eliminados e nem todas as medidas de mitigação que possam ser imaginadas são economicamente viáveis.

Muito se tem falado atualmente da necessidade de realização de avaliação de risco para a instalação e a operação de diferentes empreendimentos ou atividades, mas nem sempre fica claro se está se falando em *avaliação de risco ambiental* ou em *avaliação de risco à saúde*, nem o que é importante para o desenvolvimento de um estudo desse tipo. Embora todo tipo de empreendimento ou atividade envolva algum risco, nem todos necessitam desenvolver um estudo de avaliação de risco, seja à saúde, seja ao ambiente, com a formatação clássica. Por exemplo, a operação de uma padaria envolve risco à saúde do trabalhador, mas não tem sentido em se exigir que o dono desse estabelecimento desenvolva um estudo complexo para avaliação de risco à saúde. Para pequenos empreendimentos ou atividades, a legislação, via Normas Regulamentadoras (NR) do Trabalho e as diretrizes dos Planos Diretores Municipais e do Sistema de Vigilância Sanitária e Ambiental, ordena a sua operação, visando o bem-estar e a segurança do trabalhador, da população do entorno e do ambiente.

A avaliação de risco compreende um estudo qualitativo e quantitativo realizado a partir de dados toxicológicos e físico-químicos de um produto ou mistura de substâncias com a finalidade de estabelecer o grau de segurança para as espécies não alvo e para o meio ambiente, tendo em conta a concentração e os dados sobre exposição. Também pode ser realizada para implantações de grandes obras viárias e de infraestrutura, nesse caso tem uma vertente um pouco diferente, embora o objetivo principal seja o mesmo: avaliar o risco de exposição a uma situação. O processo de avaliação de risco consiste em relacionar a exposição a fatores físicos, substâncias químicas ou biológicas à probabilidade de ocorrência de efeitos adversos à saúde e ao ambiente, possibilitando a identificação do perigo, isto é, o reconhecimento do potencial do perigo por meio de informações e dados obtidos.

Pode ser feita uma avaliação de riso cujos objetivos visem à prevenção dos riscos profissionais, à prestação de informações e a formação dos trabalhadores, bem como a adequação da organização e dos meios para a implementação das medidas cabíveis. Também pode ser realizada uma avaliação de risco à população exposta a perigos físicos, químicos ou biológicos decorrentes do desenvolvimento de uma atividade e, ainda, se avaliar este risco ao ambiente.

No caso de desinfestantes, a avaliação de risco profissional deve ser estruturada seguindo alguns passos básicos. Primeiramente é necessário identificar quais são os perigos existentes no local de trabalho e, então, avaliar os riscos . Assim, devem ser considerados alguns fatores, tais como:

- as características físico-químicas da molécula dos ingredientes ativos armazenados e manipulados no local;
- as formulações e os equipamentos para aplicação;
- a localização e a infraestrutura da edificação;
- os equipamentos de proteção coletiva e de proteção individual disponíveis;
- as vias de absorção e o tipo de dano à saúde;
- os dados de exposição e eficácia da ação toxicológica.

Quanto à avaliação de risco à população exposta a áreas tratadas com esses insumos, além dos fatores citados no parágrafo anterior, também é importante o conhecimento das concentrações utilizadas, das características físicas do local de aplicação e o comportamento da molécula ingrediente ativo no ambiente de aplicação. As características físico-químicas da molécula de ingrediente ativo e as especificidades das formulações são aspectos importantes para se avaliar não somente o risco à saúde envolvido na aplicação do insumo, mas também no armazenamento desses produtos, visando a segurança do trabalhador. Já as metodologias de aplicação e as concentrações utilizadas, assim como o comportamento da molécula no ambiente são informações que estão mais diretamente relacionadas aos riscos envolvidos durante e após a aplicação dos insumos. As informações obtidas a partir dos testes para avaliação da toxicidade como, por exemplo, relação dose/resposta através de estudos crônicos, subcrônicos, carcinogênicos, neurotóxicos, metabólicos, bem como seus valores de NOAEL LOAEL são utilizadas na avaliação de risco. Naturalmente, a quantificação da exposição deve ser obtida por meio de cálculo das concentrações ou doses às quais estão expostas as populações, usando-se dados de exposição oral, dérmica e inalatória em uma população humana ou em um compartimento do ambiente em função da exposição real ou prevista.

Via de regra, o processo de avaliação de risco pode ser dividido em algumas etapas básicas conforme citado a seguir:

- definição da forma de abordagem a ser adotada;
- caracterização do empreendimento ou atividade;
- caracterização do entorno;
- levantamento, reunião e avaliação dos dados obtidos;
- identificação dos perigos;
- identificação da população em risco;
- identificação dos padrões de exposição das pessoas em risco (vias de entrada);
- estimativas de frequência de riscos nas circunstâncias atuais;
- levantamento de possíveis cenários de incidentes e acidentes;
- apontamento e implementação das ações para eliminação ou minimização dos riscos;
- registro de todo o procedimento;
- avaliação da eficácia das ações implementadas;
- monitoramento do procedimento adotado e revisão sempre que necessário.

Um estudo de avaliação de risco possibilita, não somente reconhecer a probabilidade e a gravidade da exposição de uma dada população a uma situação de perigo, mas, também e principalmente, o estabelecimento de medidas e normas para minimizar ou eliminar o risco, contribuindo com a proteção à saúde e ao ambiente.

Parte III

# ARMAZENAMENTO, TRANSPORTE E MANIPULAÇÃO DE SANEANTES: DESINFESTANTES

# Localização e Características Construtivas

# 25

Naturalmente o depósito, as unidades públicas e as empresas privadas controladoras de vetores e pragas urbanas que armazenam ou manipulam desinfestantes devem estar localizadas na cidade de modo a obedecerem às normas de uso e ocupação do solo vigente na prefeitura. O princípio do zoneamento urbano é ordenar a ocupação do território de modo a otimizá-la e garantir a qualidade de vida da população, mas infelizmente nem sempre é o que ocorre devido, muitas vezes, à localização de empreendimentos irregulares. É importante salientar que, independentemente do zoneamento, esse tipo de empreendimento não pode ser instalado em edificações de uso misto, isto é, a construção deve abrigar apenas a atividade em questão. Além das regras urbanas legais, alguns aspectos técnicos quanto à localização devem ser observados pelo responsável, para maior segurança da população do entorno, dos próprios trabalhadores e do meio ambiente.

Primeiramente, embora não seja umaobrigatoriedade legal o bom senso indica que não é adequado que a edificação usada para tal finalidade seja vizinha direta de escolas e de unidades de saúde, uma vez que estes locais abrigam indivíduos mais suscetíveis a agressões físicas, químicas e biológicas do ambiente. Ainda recomenda-se que as edificações relacionadas com controle de vetores não estejam diretamente limitadas por unidades de comércio de alimentos, embora nesse caso também não haja obrigatoriedade legal. Em caso de acidentes, as edificações diretamente vizinhas têm maiores riscos de exposição, logo sendo mais elevada a probabilidade de agravos à saúde.

Um aspecto importante atualmente nas grandes cidades é a questão da segurança. Muitos dos produtos biocidas têm custo bastante elevado, bem como os equipamentos de aplicação e os equipamentos de proteção, sendo, portanto, alvo de furtos e roubos. Nessas ações ilegais, na maior parte das vezes, quem a está realizando não tem o conhecimento técnico adequado para o transporte seguro desses insumos, aumentando, assim, o risco de acidentes e possíveis contaminações ambientais. Por outro lado, regiões com maiores taxas de criminalidade possuem preços para locação de imóveis e aquisição de lotes inferiores aos oferecidos pelo mercado imobiliário em áreas com maior segurança. Embora, este seja um aspecto socioeconômico, não deve deixar de ser mencionado. Quando possível, os depósitos, as unidades públicas e as empresas privadas controladoras de vetores e pragas urbanas que armazenam ou manipulam desinfestantes devem se localizar em áreas e edificações mais seguras, minimizando assim este tipo de risco. Outro ponto que deve ser evitado é a localização da edificação ao lado de praças e parques infantis, uma vez que nesses locais geralmente há solo exposto, e em caso de possíveis acidentes, risco de ocorrer contaminação.

A área da edificação relacionada com desinfestantes não deve ficar próxima a mananciais e em local que esteja sujeito à inundação, uma vez que os insumos em questão são, em maior ou menor grau, tóxicos, e muitos apresentam boa hidrossolubilidade e podem sofrer hidrólise, às vezes gerando produtos de degradação mais tóxicos do que o original, e ser transportados para outros locais pela água. Ainda, em enchentes esses insumos e seus produtos de degradação podem contaminar águas pluviais e do manancial, intoxicando pessoas e animais.

Quanto à estrutura física dos depósitos, das unidades públicas e das empresas privadas controladoras de vetores e pragas urbanas o local deve comportar uma área administrativa e uma área para armazenamento e manipulação dos insumos biocidas, bem como para guarda de equipamentos de aplicação. É importante que exista um espaço onde possa ser instalado um sistema de desativação de resíduos químicos que por ventura venham a ser gerados especialmente em casos de acidentes. O local deve comportar um espaço para lavagem dos equipamentos de aplicação e das embalagens que contêm produtos miscíveis em água e um abrigo externo para armazenamento dessas embalagens e de outros materiais contaminados até sua retirada e uma lavanderia (Figura 25.1) quando os uniformes de aplicação dos funcionários forem lavados na empresa. Uma possibilidade é encaminhar esses uniformes para serem lavados em lavanderias especializadas, mas salienta-se que os funcionários nunca devem lavar as roupas contaminadas em suas casas, evitando possível exposição de seus familiares. As diferentes áreas citadas devem ser construídas em alvenaria e estar corretamente identificadas com uso de simbologia apropriada, segundo legislação e normas técnicas vigentes.

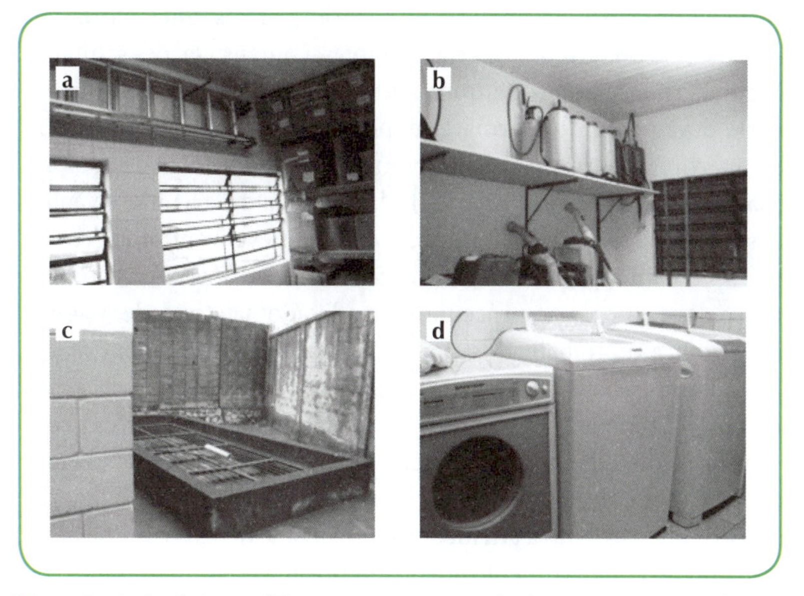


**Figura 25.1** - Instituição pública que atua no controle de vetores e pragas urbanas, (A) contendo depósito para armazenamento de insumos, (B) sala para guarda de equipamentos de aplicação, (C) área para sistema de desativação de resíduos tóxicos que venham a ser gerados e (D) lavanderia para lavagem de uniformes de aplicação e de equipamentos.

A área administrativa, como o próprio nome já diz, possui escritórios e salas para diferentes finalidades, além de refeitório, se for o caso, e sanitários. Essa área tem as mesmas características de um escritório de outra atividade qualquer, não havendo necessidade de cuidados construtivos especiais. Já a área para armazenamento e manipulação dos insumos corresponde ao espaço onde se guarda os insumos e onde se fará o preparo da calda para aplicação, bem como a manutenção e a limpeza dos equipamentos utilizados nos procedimentos realizados. É recomendável que a parte administrativa fique em edificação separada das demais áreas, com suas janelas voltadas para o lado oposto ao depósito e à área de manipulação. Mas, se isto não for possível e a área administrativa estiver no mesmo corpo das demais áreas, deve ter entrada totalmente independente, de forma que os produtos tóxicos não circulem pela área "limpa" da edificação, evitando a exposição de funcionários administrativos e, assim, reduzindo os riscos à saúde e os custos na avaliação médica periódica. Essas unidades devem possuir vestiários para os funcionários que entram em contato com os desinfestantes, com instalações sanitárias adequadas ao número de trabalhadores. No vestiário cada funcionário deve possuir um armário duplo (Figura 25.2), dotado de dois compartimentos independentes, sendo um para a roupa de uso pessoal e outro para o uniforme de trabalho. Esta diretriz não se aplica aos funcionários administrativos, já que eles devem entrar em contato direto com os biocidas. O armário dotado de dois compartimentos se deve ao próprio procedimento adotado na atividade, visando à segurança do trabalhador, pois o funcionário antes de iniciar sua jornada de trabalho deve se trocar, deixando suas roupas pessoais no compartimento do armário para essa finalidade e vestindo seu "uniforme de trabalho". Após o término da jornada, este trabalhador deve se lavar corretamente e em local apropriado a tal finalidade, de acordo com o exigido à atividade desenvolvida, deixar o uniforme de trabalho no compartimento adequado (local para roupas usadas) do armário e vestir suas roupas pessoais. É de especial importância a separação do uniforme de trabalho das roupas pessoais, evitando dessa forma uma possível exposição de familiares aos produtos tóxicos.

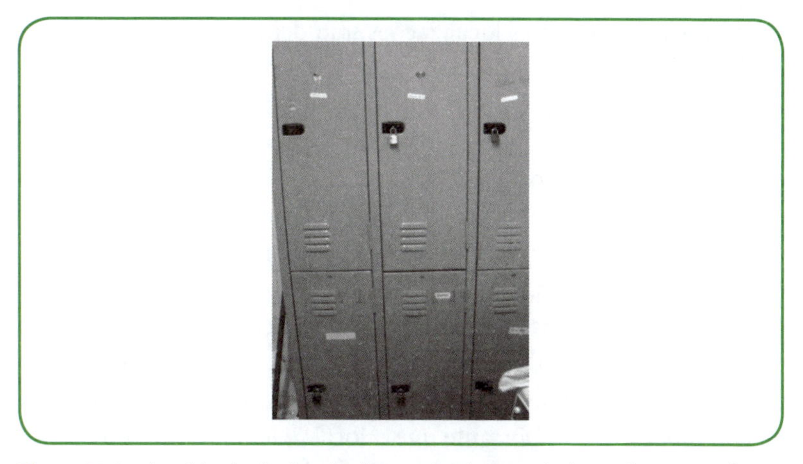

**Figura 25.2** - Armário duplo dotado de compartimentos independentes, sendo um compartimento para guarda da roupa de uso pessoal e o outro para guarda do uniforme de trabalho. Cada funcionário que entra em contato com os insumos tóxicos deve possuir um armário desse tipo.

O depósito para armazenamento dos insumos tóxicos, a sala para manipulação e a sala para guarda dos equipamentos de aplicação devem possuir paredes e piso impermeáveis e resistentes, de modo a facilitar a limpeza e não possibilitar a infiltração de possíveis contaminantes para o subsolo. O sistema de drenagem desses locais não deve ser aberto diretamente para a rede pluvial, visando evitar o contato desses produtos com os sistemas de água superficial e subterrânea. Por outro lado, devem apresentar, necessariamente, algum tipo de sistema de contenção de resíduos para casos de derramamentos, bem como materiais e recipientes para recolhimento em caso de vazamento. Por exemplo, areia e serragem são adequados na contenção e remoção de acidentes com produtos líquidos. A altura da edificação deve possibilitar a circulação adequada de ar, seja por meio de ventilação natural, mecânica forçada ou mista, bem como possibilitar a iluminação suficiente para a realização das atividades locais. A ventilação e a iluminação adequadas possibilitam um ambiente de trabalho agradável, além de condições laborais mais salubres. É recomendado que as janelas sejam teladas de modo a evitar a entrada de animais.

Todas as edificações devem possuir mecanismos de segurança contra incêndios como, por exemplo, extintores. A quantidade desses equipamentos e suas localizações irão depender do tamanho da edificação, de seu uso e do tipo de material presente naquele local. As unidades que armazenam e manipulam desinfestantes não são exceções, além disso, algumas formulações de inseticidas e, às vezes, de outros biocidas, são aplicadas por meio de equipamentos motorizados, o que envolve o uso de combustíveis, aumentando o risco de incêndios. Assim, visando à segurança contra incêndios, o local deve possuir duas entradas, extintores de incêndio com manutenção, de acordo com as normas vigentes, brigada de incêndio, lâmpadas fluorescentes (Figura 25.3) e equipamento de proteção contra descargas elétricas atmosféricas. No caso de haver necessidade de estocagem de combustíveis, é importante que o local disponha de depósito exclusivo para essa finalidade, aumentando dessa maneira a segurança contra incêndios. Ainda, é importante que a via de acesso ao depósito dos desinfestantes tenha largura suficiente, de modo a possibilitar a atuação do serviço de segurança em caso de acidentes químicos e do corpo de bombeiros em caso de incêndios. Na área onde se dá o armazenamento e a manipulação dos desinfestantes deve haver, além de outros equipamentos de proteção coletiva, chuveiro de emergência e lava-olhos (Figura 25.4), para uso em caso de acidentes, em local facilmente acessível. O chuveiro de emergência e o lava-olhos são equipamentos destinados a minimizar ou eliminar os danos que possam vir a ser causados decorrentes do contato de partes do corpo expostas do indivíduo com os insumos tóxicos. O lava-olhos é projetado especialmente para acidentes que envolvam contato direto com os olhos. O acionamento do chuveiro de emergência deve ser de tal forma que possibilite o uso das mãos, dos cotovelos ou dos joelhos, permitindo que em acidentes qualquer membro livre do indivíduo possa ser usado para abertura da água. Já o lava-olhos compreende dois pequenos chuveiros de média pressão que estão acoplados a uma bacia. É importante que o lava-olhos esteja conectado em ângulo tal que permita o direcionamento correto do jato de água na face e olhos. Uma outra opção de lava-olhos é um frasco de lavagem ocular, que tem a vantagem de poder ser transportado aos locais onde se dará o preparo da calda ou a aplicação de produtos.

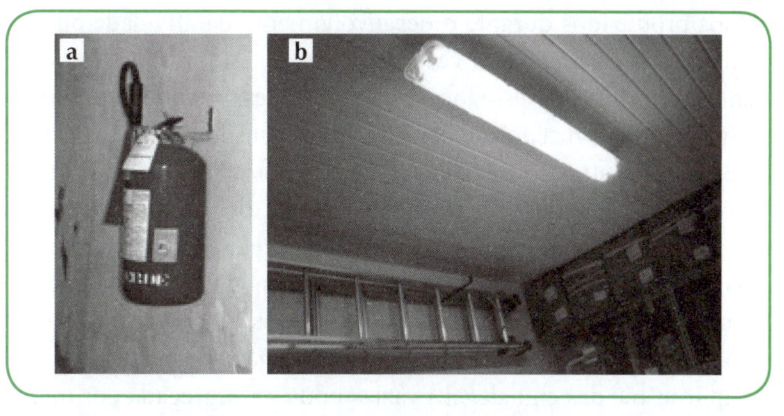


**Figura 25.3** - Alguns equipamentos de proteção contra incêndio que devem estar presentes nas instalações. Em (A) extintor de incêndio e em (B) escada e luminária blindada.

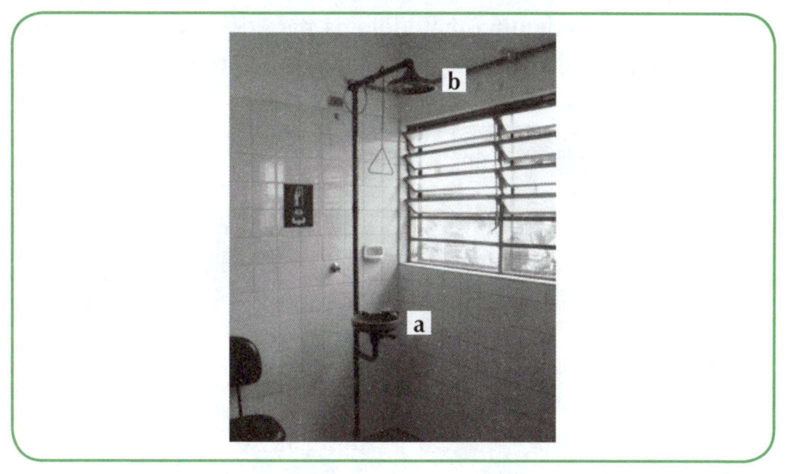


**Figura 25.4** - Equipamentos de proteção que devem estar presentes nos depósitos e locais de armazenamento e manipulação dos insumos tóxicos. Em (A) lava-olhos e em (B) chuveiro. Ambos são importantes em caso de acidentes para minimizar os riscos da exposição.

O armazenamento e a manipulação de biocidas podem gerar resíduos tóxicos perigosos e que não devem ser descartados de modo inadequado. Esses resíduos devem ser desativados antes de encaminhados à destinação final. Assim, há a necessidade de um local com condições físicas adequadas para a recepção e o tratamento dos resíduos produzidos durante o desenvolvimento da atividade ou que venham a ser gerados em caso de acidente, este último caso é de maior importância. Nesse local estão presentes os tanques ou outros recipientes para recepção e desativação dos insumos tóxicos (Figura 25.5). O material utilizado na construção desses tanques ou de outros recipientes deve ser resistente e o processo de desativação estabelecido com base em dados científicos, preferencialmente nacionais, e informações técnicas do produto, de modo que o efluente gerado atenda aos parâmetros legais antes de seu descarte. Um aspecto importante é que a água resultante da lavagem dos equipamentos de aplicação e das embalagens vazias pode ser segregada por ingrediente ativo e utilizada como diluente no preparo da próxima calda de aplicação. Esse procedimento diminui o consumo de água e evita o estabelecimento de uma metodologia para desativação do ingrediente ativo antes do descarte no sistema de esgotamento sanitário.

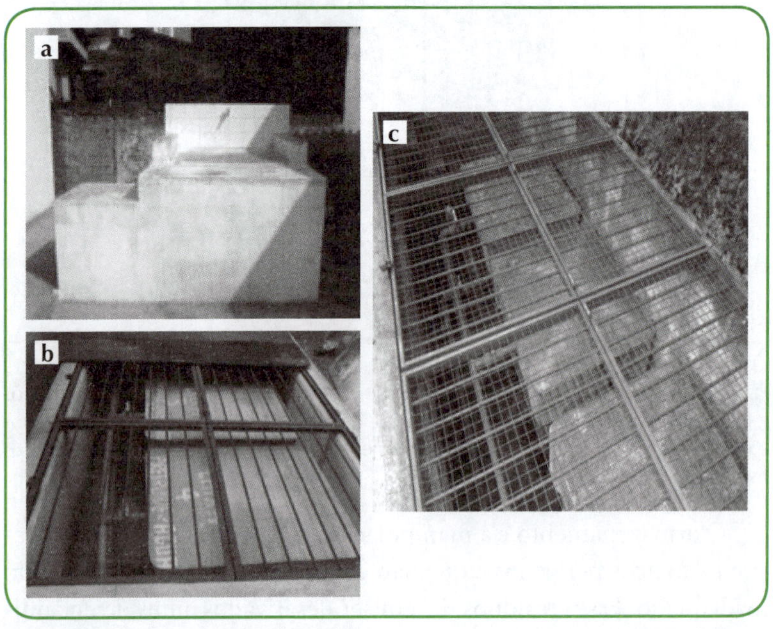


**Figura 25.5** - Em (A) local em alvenaria contendo o tanque de contenção e desativação de resíduos. Em (B) e em (C) exemplos de tanques para recepção dos resíduos tóxicos gerados na atividade; notar que em ambos há grades de proteção, visando dificultar o acesso aos mesmos.

Como qualquer outra atividade, a manipulação de desinfestantes gera resíduos sólidos comuns, mas também produz resíduos sólidos perigosos, como, por exemplo, as embalagens vazias. Os resíduos sólidos comuns são acondicionados em sacos de lixo e colocados nos dias e horários da coleta de lixo urbana, já os resíduos sólidos perigosos não podem ser destinados da mesma forma, necessitando acondicionamento e disposição de forma a não expor pessoas e animais aos produtos tóxicos. Portanto, é necessário que haja um local onde se possa abrigar adequadamente esses resíduos perigosos até sua destinação final. O abrigo de resíduos sólidos perigosos (Figura 25.6) deve estar localizado no andar térreo da edificação, em local livre da incidência direta da luz solar, preferencialmente com cobertura, e livre da permanência e circulação de pessoas, além de ser de fácil acesso para operação de coleta. Sua construção deve ser em alvenaria, com paredes e piso revestidos internamente com material liso, resistente, lavável e impermeável, preferencialmente de cor clara. O abrigo deve ainda ter aberturas teladas para ventilação e ter porta, também telada, com abertura para fora e com proteção inferior, de modo a dificultar o acesso de animais sinantrópicos. Esse local deve permanecer trancado, a fim de evitar que pessoas não autorizadas e animais tenham acesso a materiais tóxicos e contaminem-se.

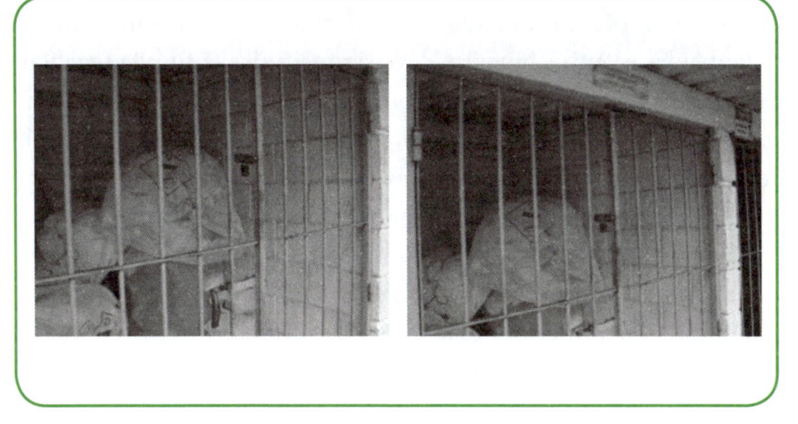

**Figura 25.6** - Abrigo externo para armazenamento temporário de resíduos sólidos perigosos como, por exemplo, as embalagens vazias de desinfestantes.

Como já citado, os uniformes de trabalhos, inclusive os equipamentos de proteção individual (EPI) usados nas desinsetizações e nas desratizações, devem ser lavados na própria empresa (privada) ou instituição (pública) ou encaminhados à lavanderia especializada, nunca devem ser lavados nas residências dos funcionários. Uma alternativa à presença de lavanderia ou encaminhamento à lavanderia especializada é o uso de roupas descartáveis, o que implica no aumento dos custos envolvidos e, portanto, a diminuição dos lucros no caso de empresas privadas. Ainda devemos lembrar que o uso de equipamentos descartáveis tem um alto preço ambiental, pois além de aumentar a geração de resíduos, há necessidade de matéria prima em maior quantidade para produção de novos equipamentos. Hoje existem empresas especializadas na lavagem de equipamentos de proteção usados em atividades que envolvam a manipulação de insumos tóxicos. Mas essa opção também envolve o aumento nos custos. Assim, a opção economicamente mais viável e, se utilizada de maneira correta, ambientalmente adequada é a presença de uma lavanderia no local com a adoção dos cuidados necessários e legais referentes à água resultante da lavagem dos uniformes de aplicação expostos a desinfestantes.

Para maior segurança do trabalhador, a lavagem dos equipamentos de proteção individual e uniforme expostos a inseticidas, rodenticidas e outros biocidas deve ser mecânica, a fim de se evitar o contato direto do funcionário com os resíduos tóxicos que possam estar presentes no material. A lavanderia, quando houver no local, deve ter piso e paredes impermeáveis, ser arejada e iluminada (Figura 25.7), possibilitando um ambiente de trabalho salubre. Deve, também, possuir um sistema hidráulico para coleta da água de lavagem com encaminhamento para o tanque, ou outro recipiente, de contenção para posterior desativação dos insumos tóxicos, de modo que o descarte obedeça à legislação vigente.

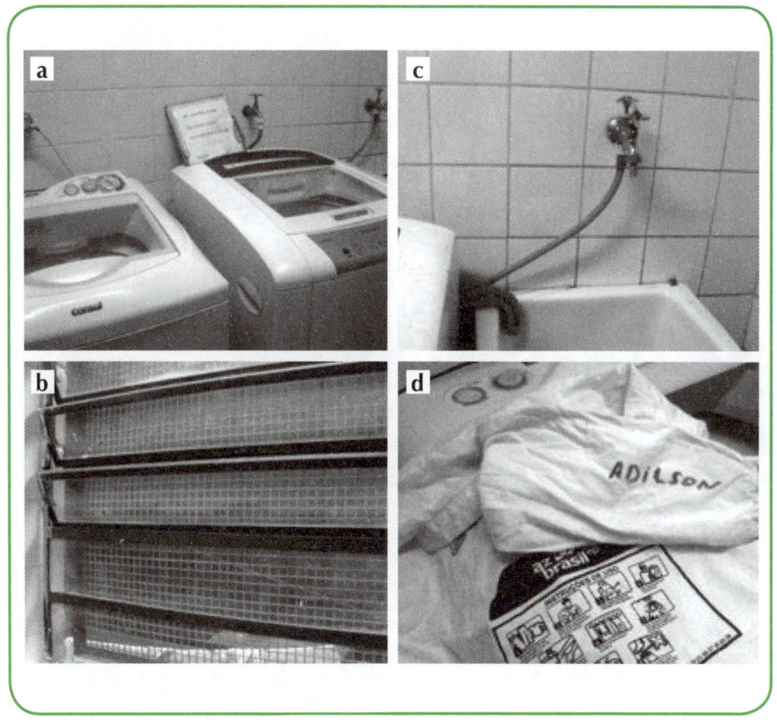


**Figura 25.7** - Lavanderia de uma unidade de vigilância ambiental que atua no controle de vetores e pragas urbanas. Notar o revestimento das paredes com azulejo de fácil limpeza (A), a presença de janela telada para iluminação e ventilação do local, bem como proteção contra entrada de animais (B). Em (C) tanque para limpeza de botas, viseiras e outros equipamentos que não podem ser lavados em máquina. A foto (D) mostra um EPI lavado sobre a máquina; em destaque o nome do funcionário que utiliza esse equipamento.

# 26 Gerenciamento do Local

O gerenciamento de uma unidade para controle de pragas urbanas e vetores constitui-se em um conjunto de procedimentos de gestão que deve ser planejado e implementado a partir de base tecno-científica com embasamento legal. Os responsáveis devem estar atentos à legislação, de modo a desenvolver as atividades dentro das normas preconizadas. O adequado gerenciamento visa minimizar os riscos de exposição do trabalhador, da população e do ambiente, bem como minimizar a geração de resíduos tóxicos e proporcionar um encaminhamento seguro aos resíduos gerados. Além disso, um bom gerenciamento deve otimizar o uso dos produtos de modo a obter o máximo de eficácia com o mínimo de insumo químico.

Como norma geral em qualquer local onde haja produto tóxico é proibido comer, beber ou fumar nas dependências e as pessoas só podem permanecer no local o tempo necessário para a atividade a ser desenvolvida. Esses princípios básicos devem permear, sempre, toda a atividade desenvolvida com biocidas.

O local onde se desenvolvem as atividades deve estar sob a supervisão de um técnico qualificado e habilitado para manipulação de desinfestantes. Além disso, cada setor deste local como o depósito, a sala de preparo ou manipulação, a área destinada à desativação de resíduos tóxicos e a lavanderia, deve ter um funcionário responsável, capacitado para essa finalidade, e possuir medidas que impeçam o acesso de animais e de pessoas não autorizadas (Figura 26.1). O controle desses ambientes internos por pessoas capacitadas diminui os riscos de possíveis acidentes como, por exemplo, a retirada de um inseticida não adequado ao local e às condições de aplicação para a espécie infestante ou ainda a lavagem incorreta de uniformes de aplicação expostos a determinado tipo de biocida.

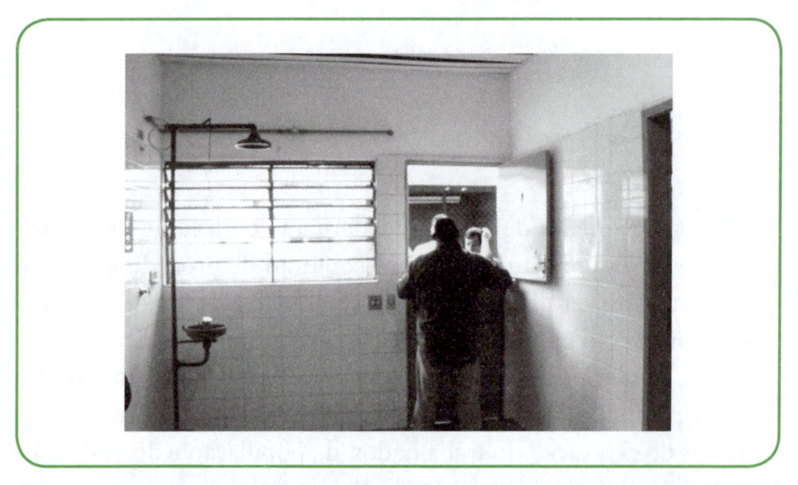

**Figura 26.1** - Antessala dos depósitos de inseticida e de rodenticidas em uma unidade de controle de vetores e pragas urbanas. Notar o anteparo para entrega de materiais (insumos e equipamentos de proteção) aos funcionários que saem para aplicação de biocidas e a presença do responsável pela entrega dos equipamentos e insumos.

Para garantir a rastreabilidade, isto é, possibilitar conhecer o produto desde sua origem até os locais onde foi aplicado. Dos produtos que são adquiridos e manipulados é importante que haja no local um *livro de registro de produto* (Figura 26.2) no qual conste o número interno do produto, definido no ato da entrada no depósito, o nome comercial, a classe funcional (inseticida, rodenticida, herbicida ou moluscicida), o ingrediente ativo, a formulação, o fabricante, o número do lote, a data de fabricação, a validade, a classe toxicológica e data de entrada. O registro dessas informações possibilita a obtenção rápida e precisa de dados sobre a origem do insumo que está sendo adquirido. Também deve haver no local um *livro de consumo* (Figura 26.2), ou seja, um livro para controle de estoque, que possua o mesmo número interno, o nome comercial, a classe funcional, o estoque inicial, a data e as quantidades utilizadas, o nome e a assinatura de quem retirou e onde foi aplicado o produto, possibilitando informações rápidas sobre a utilização dos insumos. Este procedimento simples, já adotado por algumas unidades de vigilância ambiental que atuam no controle de vetores e pragas urbanas no município de São Paulo, são bastante eficazes para auxiliar na avaliação da eficácia do procedimento escolhido.

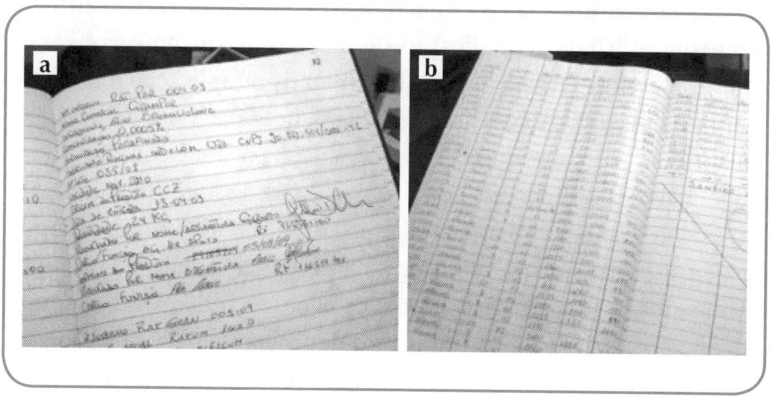


Figura 26.2 - Exemplo de livros de controle de entrada (A) e consumo (B) dos insumos utilizados nas aplicações de biocidas.

As informações contidas nos livros de registro e de consumo possibilitam a rastreabilidade da origem do produto e sua utilização, aumentando a segurança ambiental no uso desse tipo de insumo. Por exemplo, se em vistoria, após aplicação de um determinado produto for constada ausência de sua eficácia é possível obter informações precisas sobre o insumo aplicado e, então, verificar sua qualidade e seu tempo de validade. Isso possibilita uma forma de controle tanto interno quanto das empresas fornecedoras. Um bom gerenciamento também envolve a realização de análises físico-químicas e biológicas, por instituições credenciadas, de amostras representativas dos produtos desinfestantes quando houver dúvida quanto à descrição do produto contida na ficha técnica e suas características apresentadas. Na aquisição dos produtos é importante constar que se eles não estiverem em condições adequadas de uso ou não se apresentarem eficazes quando utilizados segundo orientação do fabricante devem ser devolvidos, sem prejuízo, à empresa fornecedora para destinação final adequada e reposição. Este é um aspecto legal que necessita de maiores discussões, mas sem dúvida é de grande importância no controle de qualidade da atividade realizada.

Cada funcionário que manipula os insumos tóxicos deve ter uma ficha controle de equipamento de proteção individual (EPI), a qual deve estar identificada (*ver Capítulo 25 - Figura 25.7D*). O EPI comumente utilizado na aplicação de inseticidas em pulverizações e nebulizações e na lavagem de equipamentos de aplicação é um conjunto de pulverização do tipo agrícola, feito de algodão teflonado e constituído por calça emborrachada, jaleco costal, boné tipo touca árabe e avental emborrachado (Figura 26.3). Esse uniforme possui tratamento dos fios com material repelente e antiaderente e, de modo geral, é apropriado para proteger o corpo dos respingos de produtos formulados, mas não para conter exposições extremamente acentuadas ou jatos dirigidos. Os uniformes devem ser confeccionados em tecidos preferencialmente claros, para reduzir a absorção de calor, e ser de fácil lavagem, para permitir a sua reutilização. Embora até o momento não haja a necessidade legal de constar o número de lavagens a que pode ser submetido o EPI, para que continue mantendo sua capacidade de retenção dos produtos aos quais está exposto, este é um aspecto que merece ser discutido mais amplamente. Não é suficiente apenas saber o número de lavagens que as fibras do tecido suportam, o que comumente se observa nos certificados, mas sim qual o número de lavagens a que os EPI podem ser expostos para que ainda continuem a manter sua capacidade repelente e antiaderente. Na sua ficha deve constar a data da entrega do EPI, suas condições de uso e o registro de toda e qualquer ocorrência. Isso possibilita controlar o tipo de atividade a que foi exposto o EPI e o número de lavagens a que foi submetido comparando esses dados com as condições físicas da roupa.

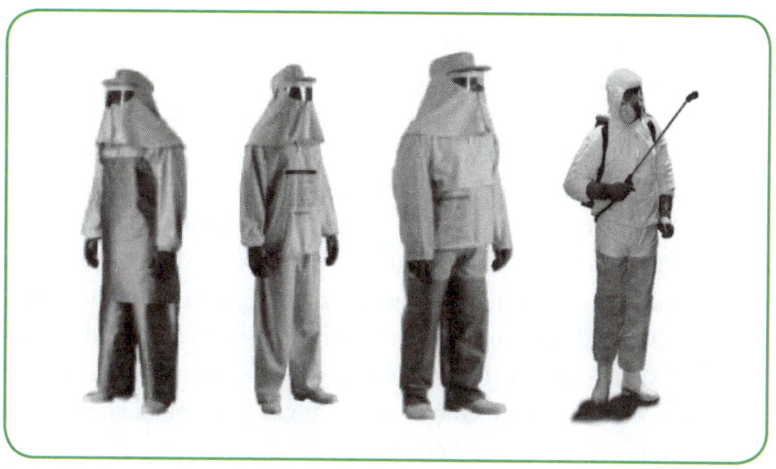

**Fonte:** http://www.nsafra.com.br/defensivos.html; e http://www.malva.com.br/?Page=prod_kit_epi.

**Figura 26.3** - Exemplos de equipamentos de proteção individual (EPI) tipo agrícola que podem ser utilizados na manipulação de desinfestantes.

A segurança do profissional envolve também equipamentos de proteção para os olhos e face, ruído e do trato respiratório. Como equipamentos de proteção para olhos e face podemos citar a máscara semifacial com viseira, a máscara facial completa com viseira de acetato transparente, os óculos de segurança com válvulas de ventilação com armação de vinil e tirante elástico ajustável, e os óculos herméticos que vedam completamente o contorno das órbitas. O uso desses equipamentos dependerá do tipo de atividade desenvolvida e os riscos para essas regiões do corpo. No uso de equipamentos de aplicação motorizados, o funcionário deve utilizar protetores auriculares, tipo concha ou tipo *plug*, visando à atenuação seletiva das frequências sonoras, mas possibilitando a comunicação. Quanto à proteção respiratória são indicados filtros purificadores de ar mecânicos, químicos ou combinados. Os filtros mecânicos, geralmente confeccionados de material celulósico, são capazes de reter partículas líquidas ou sólidas, não sendo indicados para retenção de gases e vapores, quando então devem ser usados os filtros químicos. Havendo no ambiente contaminação por partículas e gases ou vapores, o uso de filtros combinados é indicado. Estes filtros são compostos por um filtro mecânico colocado à frente do filtro químico. É importante destacar que para proteção do trabalhador, a troca dos filtros deve ser efetuada antes da saturação de sua capacidade de retenção. Como os agrotóxicos, os desinfestantes estão entre os mais importantes fatores de risco para a saúde dos trabalhadores e para o meio ambiente. Algumas formulações são misturas de ingredientes ativos, o que pode contribuir para o aparecimento de quadros clínicos mistos e dificultar o diagnóstico das intoxicações, e outras possuem concentrações variadas de solventes orgânicos utilizados como veículo, contribuindo para aumentar a toxicidade do produto. Assim, devem ser estabelecidos procedimentos de acompanhamento médico da exposição ocupacional dos trabalhadores que desenvolvem ações como desinsetização, desratização, preparo de calda de aplicação, transporte, limpeza de máquinas, higienização de EPI, entre outras que entrem em contato com esses insumos tóxicos. Esse acompanhamento médico envolve exames clínicos e laboratoriais admissionais, periódicos e demissionais. Os exames clínicos e laboratoriais que os funcionários devem realizar irão depender do tipo de insumos (desinfestantes) com os quais irão trabalhar. Por exemplo, se o trabalhador irá ter contato durante sua atividade com desinfestantes organofosforados e carbamatos será necessária a dosagem de acetilcolinesterase, mas se irá manipular rodenticidas anticoagulantes é importante que seja contemplado o tempo de coagulação de seu sangue.

Mulheres grávidas ou em fase de amamentação nunca devem exercer atividade que possibilite o contato com biocidas, uma vez que pode haver absorção por inalação ou contato dérmico e comprometer sua saúde, assim como ter efeito sobre o desenvolvimento do feto ou do bebê. Alguns desses compostos podem atravessar a barreira placentária e até mesmo ser eliminados no leite materno. Para aumentar a segurança nesse aspecto, recomenda-se, dentro da medida do possível, que mulheres que pretendam engravidar se afastem da atividade três meses antes. O responsável deve ficar atento às suas funcionárias, evitando problemas futuros para as mulheres e seus bebês.

Um bom gerenciamento envolve, ainda, o estímulo à capacitação dos profissionais em todos os níveis. É importante que os trabalhadores sejam capacitados sempre que houver modificação nas normas e nos procedimentos e quando houver troca ou aquisição de novos produtos ou equipamentos. Além disso, deve haver capacitações periódicas, geralmente, a cada ano, de forma a aumentar a segurança à saúde e minimizar os riscos de acidentes e de contaminações ambientais. Isto é importante, pois com a atividade continuada as pessoas tendem a achar que não há risco e que os procedimentos que estão sendo seguidos são os mais seguros, o que nem sempre é verdade, pois muitas vezes surgem novas informações científicas que procuram aumentar tanto a eficácia da aplicação quanto a segurança de quem está desenvolvendo a atividade. Essas capacitações devem estar registradas em livro, com data, tipo de capacitação, local onde foram realizadas, nome dos funcionários participantes e o responsável pela capacitação. A rastreabilidade das capacitações é uma forma de assegurar que a exigência legal está sendo atendida, mas mais importante é retratar a preocupação da empresa (privada) ou instituição (pública) com a segurança ambiental e à saúde humana.

# 27 Armazenamento e Manipulação dos Insumos

Toda empresa privada ou instituição pública que armazena ou manipula desinfestantes deve possuir um Programa de Gerenciamento de Resíduos e um Programa de Prevenção de Riscos Ambientais, uma vez que esses produtos são classificados como resíduos do grupo B (resíduos químicos) e são, em diferentes graus, tóxicos aos seres vivos e ao ambiente. Nos programas citados devem constar orientações claras para a segregação, o acondicionamento, a identificação, o armazenamento, o transporte interno, a manipulação, a aplicação e a destinação final, além de diretrizes específicas para cuidados a serem adotados para cada produto em caso de acidentes.

Os equipamentos de aplicação, isto é, as máquinas manuais ou motorizadas devem ser guardadas em local, edificação ou sala, separadas de onde se armazenam os biocidas (Figura 27.1). Além disso, como já comentado anteriormente, as condições de edificação devem ser adequadas à finalidade a que se destinam (Figura 27.1), bem como possuir os equipamentos de proteção, coletiva e individual, e de segurança necessários. Aspectos importantes a serem observados são: ventilação, iluminação e acondicionamento dos equipamentos de aplicação nunca diretamente sobre o chão.

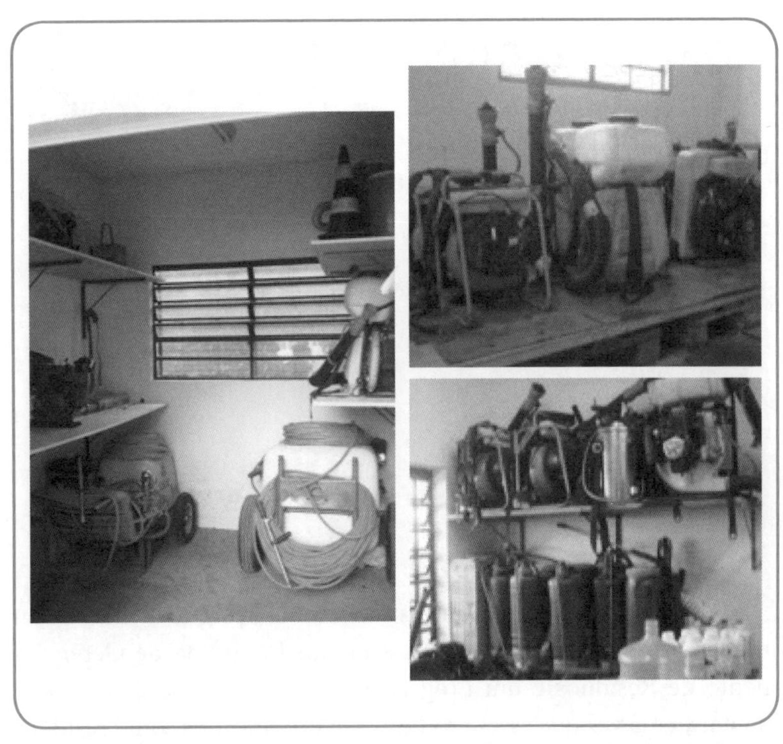

Figura 27.1 - Exemplos de sala para guarda de equipamentos usados na aplicação de inseticidas. Observar a presença de janelas que possibilitam a ventilação do local.

Os produtos devem ser armazenados separadamente por classe de uso, isto é, rodenticidas, inseticidas, herbicidas e moluscicidas, e sempre em suas embalagens originais. Esse é um aspecto importante, pois, por exemplo, rodenticidas guardados junto a inseticidas podem adquirir odor e deixar de ser atrativos aos animais-alvo, ou seja, para os roedores. Ainda, os insumos devem estar separados por grupos químicos, por exemplo, organofosforados, piretroides, amido hidrazonas, entre outros, identificados com o rótulo facilmente visível e dispostos de forma a favorecer sua utilização pelo período de validade, com aqueles que apresentam data de vencimento mais próxima colocados na frente, para serem utilizados primeiro. É importante que o responsável técnico esteja atento a essa questão de modo a não deixar produtos armazenados terem o prazo de validade vencido, o que implica em descarte do insumo tóxico, com prejuízos ambientais e com perdas econômicas. Além disso, todos os produtos devem sempre ser colocados sobre suporte evitando-se que as embalagens entrem em contato direto com o piso. No caso de haver algum tipo de vazamento ou derramamento de água, as embalagens estarão protegidas evitando-se uma possível deterioração dos produtos. Nas prateleiras, os produtos devem ser colocados de forma que as embalagens fiquem com a tampa para cima e com o rótulo visível (Figura 27.2), para facilitar a leitura das instruções do fabricante, minimizando a possibilidade de utilização incorreta e a ocorrência de acidentes. Um aspecto importante a ser observado é quanto à disposição das embalagens sólidas e líquidas, pois nem sempre a colocação correta é intuitiva. Nesse sentido, salienta-se que as formulações líquidas devem ficar embaixo e as sólidas em cima, pois havendo vazamento de produtos líquidos não se compromete todo o estoque.

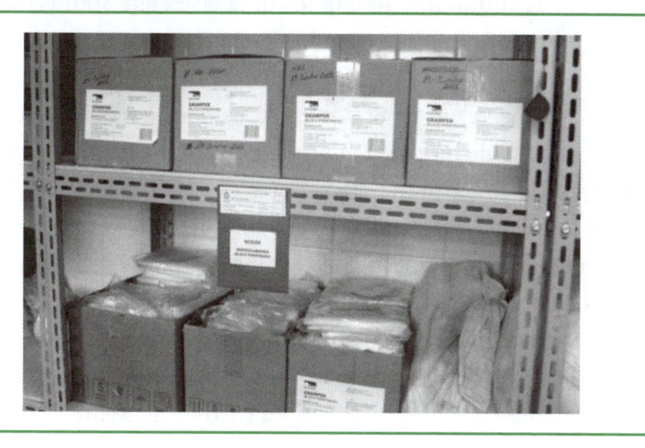

**Figura 27.2** - Disposição correta dos biocidas nas prateleiras; embalagens com a tampa para cima e com o rótulo visível. Nota-se à frente das embalagens a ficha de prateleira, em azul, na qual constam as datas e as quantidades de retirada do produto.

Atendendo à legislação e às boas práticas operacionais, todos os procedimentos de preparo de soluções para aplicação, metodologias de aplicação, utilização, manutenção de equipamentos de aplicação e uso de equipamentos de proteção, coletiva e individual, deverão estar descritos e facilmente disponíveis na forma de Procedimento Operacional Padrão (POP), inclusive com informações sobre procedimentos imediatos a serem adotados em caso de acidente, derrame de produtos químicos, agravos à saúde, biossegurança e cuidados com a saúde do trabalhador. Isso possibilita que os procedimentos sejam realizados de forma padronizada independentemente do operador, aumentando a segurança dos trabalhadores e a confiabilidade da empresa.

Novamente deve ser relembrado e enfatizado que na manipulação de insumos tóxicos é obrigatória a observação dos cuidados gerais como não beber, comer ou fumar durante o manuseio ou nos locais onde recentemente foi realizada a aplicação. O responsável técnico deve ler atentamente o rótulo, bula ou folheto antes da abertura do lacre das embalagens e seguir as informações e recomendações descritas pelo fabricante. Antes do preparo da calda de aplicação, deve ser efetuado o cálculo correto do volume necessário ao local a ser tratado, de modo que não falte calda e se evite sobras. Esse simples procedimento implica em maior segurança para o trabalhador, para a população e para o meio ambiente, bem como menor perda econômica, uma vez que falta de calda implica em aplicação não eficaz para o controle da praga-alvo e que sobras de calda envolvem a desativação do ingrediente ativo antes de seu descarte final, procedimento este que tem impacto no ambiente e custos para sua realização. Todos os equipamentos de proteção, coletiva e individual, necessários e adequados ao procedimento devem ser separados e inspecionados antes do início de qualquer trabalho com desinfestantes. Também devem estar disponíveis uniformes de algodão, teflonado e hidrorrepelente e aventais extras para caso de acidente.

Ao terminar o conteúdo das embalagens, estas devem ser dispostas segundo suas características e o tipo de produto que continham. As embalagens rígidas (plásticas, metálicas ou de vidro) que contiverem formulações líquidas miscíveis em água devem ser submetidas à tríplice lavagem (Figura 27.3) pelo usuário, usando a água resultante, quando pertinente, no preparo da próxima calda de aplicação, evitando desperdício e visando à prevenção de contaminação ambiental. É importante salientar que as embalagens que contenham formulações que não utilizam água como veículo, como gel e formulações oleosas, não podem ser submetidas à tríplice lavagem e, portanto, devem ser armazenadas no abrigo externo até seu encaminhamento final. O destino final das embalagens de produtos desinfestantes de uso restrito a empresas especializadas no controle de vetores e pragas urbanas é de responsabilidade do fabricante ou, se for o caso, importador.

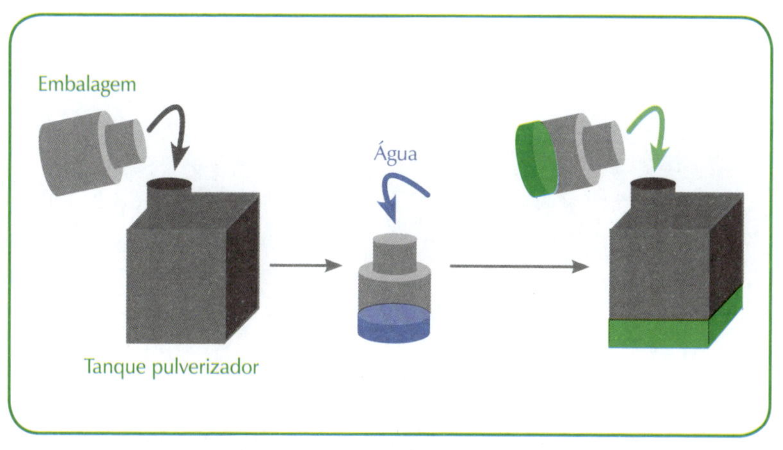


**Figura 27.3** - Esquema representando a tríplice lavagem das embalagens de desinfestantes. Esvaziar o conteúdo da embalagem no tanque do pulverizador, adicionar água limpa até ¼ dado volume da embalagem, tampar e agitar por 30 segundos e despejar essa água no tanque do pulverizador. Essa operação deve ser repetida 3 vezes.

As embalagens vazias devem ser inutilizadas pela empresa privada controladora de pragas ou pela instituição pública e, então, devolvidas aos estabelecimentos onde foram adquiridas ou em postos de recolhimento, devidamente licenciados. Caso a empresa ou instituição não devolva as embalagens vazias, a responsabilidade pela destinação final adequada passa a ser delas, que devem providenciar a documentação necessária ao transporte de produtos perigosos.

# 28 Transporte dos Insumos

O transporte de insumos desinfestantes envolve cuidados extras, uma vez que esses produtos são tóxicos, em maior ou menor grau, e apresentam riscos tanto aos trabalhadores envolvidos no transporte quanto ao ambiente e à população, especialmente no caso de acidentes durante o trajeto. Assim, esse tipo de transporte deve obedecer às legislações vigentes referentes ao transporte de cargas perigosas.

Os veículos, de uso exclusivo para atividade de controle de vetores e pragas urbanas, para o transporte de produtos desinfestantes e de equipamentos devem possuir compartimentos separados, um para os ocupantes e outro para a carga (Figura 28.1), além de atenderem às exigências legais para o transporte de produtos perigosos. O compartimento destinado ao transporte de desinfestantes é considerado uma área de risco químico, pois pode ter entrado em contato com os produtos ou seus resíduos acidentalmente e assim contaminar outros materiais ou pessoas. É importante salientar que o compartimento usado para transporte dos insumos não deve ser utilizado para qualquer outra finalidade, especialmente, transporte de pessoas, animais, alimentos e medicamentos. Esses veículos devem portar sinalizações específicas, segundo legislação e normas técnicas, nas partes frontal, traseira e lateral, extintores de incêndio e materiais de contenção apropriados para a carga, bem como conjunto de equipamentos de proteção coletiva e individual para situações de emergência e acidentes. É importante salientar que independentemente da quantidade do ingrediente ativo e da formulação, os produtos desinfestantes não podem ser transportados em veículos de transporte coletivo. Não pode haver transporte de desinfestantes em ônibus, trens e metrô, isso pode expor a população usuária desses sistemas de transporte a possíveis contaminações.

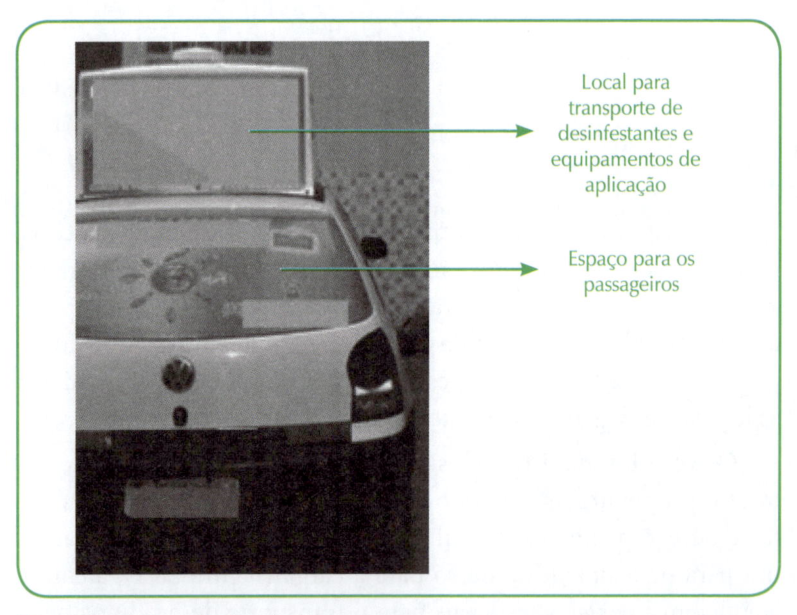


**Figura 28.1** - Exemplo de veículo com compartimentos separados para transporte de pessoas e de desinfestantes e equipamentos.

Os desinfestantes ao serem transportados devem ser acondicionados em recipientes adequados e devem estar em suas embalagens originais devidamente identificadas. Para minimizar os riscos, é importante que seja observada a compatibilidade química entre os produtos transportados evitando a ocorrência de contatos que provoquem alterações das características físicas ou químicas originais, produzindo explosão, desprendimento de chama, formação de vapores e gases, compostos ou misturas perigosas. Também é de especial interesse não transportar produtos que emanem odores junto àqueles que são formulados como iscas comestíveis de modo a garantir a eficácia destes últimos. Por exemplo, rodenticidas formulados como blocos parafinados não devem ser transportados junto a inseticidas organofosforados, pois o odor destes últimos pode fazer com que os roedores rejeitem a iscas oferecidas.

O veículo deve dispor dos materiais necessários a serem utilizados em caso de derramamento ou vazamento, bem como as orientações a serem seguidas, inclusive como deve ser feita a disposição do material contaminado até chegar à unidade de origem para destinação correta. Após sua utilização, os veículos devem ser limpos seguindo os procedimentos preconizados em função do tipo de produto transportado e se houve algum vazamento.

O pessoal envolvido no transporte desses produtos deve conhecer os riscos envolvidos no trabalho e saber como evitá-los, utilizando os equipamentos de proteção coletiva e individual recomendados ao manipular e carregar as embalagens. A capacitação do trabalhador possibilita diminuir os riscos envolvidos no transporte de cargas perigosas. Por exemplo, atitudes simples como não "jogar" as embalagens de um funcionário para outro minimiza o risco de que a embalagem caia no chão e haja espalhamento do insumo tóxico. No transporte também se deve observar que a disposição dos produtos secos sobre produtos líquidos, nunca o contrário, pois nesse caso, se houver vazamento há perda de todos os insumos.

É importante destacar que o motorista do veículo tem que possuir habilitação especial para esse tipo de transporte. Além disso, no veículo de transporte deve constar a ficha de emergência dos mesmos e, se possível, a Ficha de Segurança de Produtos Químicos (FISPQ).

Durante a carga e a descarga das embalagens devem ser observadas as instruções indicadas e os símbolos de manuseio, rótulos de risco e de segurança afixados. Nesse momento, também é possível verificar se as condições apresentadas pelas embalagens são condizentes com aquelas descritas na rotulagem e nos documentos relativos à descrição da carga. Havendo constatação de embalagens alteradas, rasgadas, furadas, corroídas ou com vazamento o funcionário deve informar os responsáveis para possível rejeição dos produtos.

Ainda um ponto importante que deve ser citado quanto ao transporte é a escolha do itinerário. O trajeto deve ser planejado e mapeado com antecedência, evitando que o veículo trafegue em vias congestionadas com grande fluxo de pessoas e em horários de maior movimento. Também, na medida do possível, deve ser evitada a circulação em áreas de mananciais e de reservas florestais. O planejamento do itinerário possibilita a verificação prévia dos locais mais adequados para estacionar o veículo, evitando parar junto a residências ou locais com grande aglomeração de pessoas ou de animais. Ao estacionar o veículo é importante que haja sinalização para impedir a aproximação de pessoas estranhas ao serviço, evitando uma possível exposição a insumos potencialmente tóxicos.

Em caso de acidentes, algumas medidas devem ser tomadas. Primeiramente, parar o veículo em local seguro, evitando novos acidentes. Em seguida, sinalizar o local, isolando o veículo e colocando triângulo de segurança, de modo a manter os curiosos afastados do local. Antes de manusear as embalagens avariadas ou os resíduos, colocar os equipamentos de proteção individual adequados e seguir as orientações constantes nos procedimentos operacionais (POP). Ocorrendo vazamento de produtos líquidos envolver a embalagem danificada com outro recipiente para evitar a dispersão do produto. Se este já atingiu o chão do veículo, fazer a contenção colocando algum tipo de material absorvente, como areia ou serragem, sobre e ao redor da área atingida, esperar que ocorra a absorção, recolher o material e colocar dentro de recipientes identificados. No caso de espalhamento de produtos em pó seco, cobrir o pó com uma lona e, então recolhê-lo com pá ou escova. Colocar em recipiente identificado para encaminhamento à destinação correta. Caso haja derramamento na via pública ou ocorrer contaminação ambiental avisar o responsável técnico para a adoção das medidas cabíveis, como a notificação do corpo de bombeiros e o órgão ambiental competente.

# Descarte de Resíduos

# 29

Considerando a necessidade de melhorar os procedimentos relacionados ao gerenciamento dos resíduos gerados a partir de atividades desenvolvidas nos serviços de saúde com vistas a preservar a saúde da população e a qualidade do meio ambiente, bem como adotar os princípios da biossegurança com uso de medidas técnicas, administrativas e normativas para prevenir a ocorrência de acidentes, a Agência Nacional de Vigilância Sanitária (ANVISA) ligada ao Ministério da Saúde publicou em 2004 a Resolução RDC 306/2004, que dispõe sobre a regulamentação técnica referente ao gerenciamento dos resíduos provenientes de serviços de saúde. Em 2005, o Ministério do Meio Ambiente, por meio do Conselho Nacional do Meio Ambiente (CONAMA), publicou a Resolução 358/2005 que estabelece o tipo e a disposição adequada dos resíduos originados a partir de serviços de saúde. Ambas as resoluções visam minimizar os riscos associados aos resíduos gerados decorrentes das atividades desenvolvidas nos serviços de saúde, enfatizando a segregação no momento e no local de sua geração, buscando reduzir o volume de resíduos perigosos e sua participação nos acidentes ocupacionais e na população em geral.

De modo geral, quando se fala em resíduos de saúde as pessoas relacionam com resíduos biológicos infectantes ou perfuro-cortantes como, por exemplo, sangue e outros tecidos ou órgãos contaminados por bactérias e vírus, e seringas e agulhas descartáveis. Mas devemos lembrar que existem resíduos de saúde não biológicos como medicamentos, os quais também devem ser segregados e descartados adequadamente de forma a minimizar os riscos ambientais e à saúde humana. Em ambas as resoluções citadas, os resíduos de serviços de saúde, comumente denominados RSS, são classificados em cinco grupos (A, B, C, D e E), sendo que o primeiro grupo (grupo A, que compreende os resíduos com a possível presença de agentes biológicos que, por suas características de maior virulência ou concentração, podem apresentar risco de infecção) é subdividido em cinco subgrupos (A1, A2, A3, A4 e A5) conforme apresentado resumidamente na Tabela 29.1 a seguir.

**Tabela 29.1. Classificação dos resíduos de saúde nos respectivos grupos, baseada nas resoluções RDC ANVISA nº 306/2004 e CONAMA nº 358/2005**

| Grupo | Exemplo |
|---|---|
| A1 | Culturas e estoques de micro-organismos resíduos de fabricação de produtos biológicos, exceto os hemoderivados; meios de cultura e instrumentais utilizados para transferência, inoculação ou mistura de culturas; resíduos de laboratórios de manipulação genética |
| A2 | Carcaças, peças anatômicas, vísceras e outros resíduos provenientes de animais submetidos a processos de experimentação com inoculação de micro-organismos bem como suas forrações, e os cadáveres de animais suspeitos de serem portadores de micro-organismos de relevância epidemiológica e com risco de disseminação, que foram submetidos ou não a estudo anatomopatológico ou confirmação diagnóstica. Devem ser submetidos a tratamento antes da disposição final |
| A3 | Peças anatômicas (membros) do ser humano; produto de fecundação sem sinais vitais, com peso menor que 500 gramas ou estatura menor que 25 centímetros ou idade gestacional menor que 20 semanas, que não tenham valor científico ou legal e não tenha havido requisição pelo paciente ou seus familiares |

Continua >>

>> Continuação

**Tabela 29.1. Classificação dos resíduos de saúde nos respectivos grupos, baseada nas resoluções RDC ANVISA nº 306/2004 e CONAMA nº 358/2005**

| Grupo | Exemplo |
|---|---|
| A4 | *Kits* de linhas arteriais, endovenosas e dialisadores, quando descartados; filtros de ar e gases aspirados de área contaminada; membrana filtrante de equipamento médico-hospitalar e de pesquisa, entre outros similares; sobras de amostras de laboratório e seus recipientes contendo fezes, urina e secreções, provenientes de pacientes que não contenham e nem sejam suspeitos de conter agentes Classe de Risco 4, e nem apresentem relevância epidemiológica e risco de disseminação, ou micro-organismo causador de doença emergente que se torne epidemiologicamente importante ou cujo mecanismo de transmissão seja desconhecido ou com suspeita de contaminação com príons; resíduos de tecido adiposo proveniente de lipoaspiração, lipoescultura ou outro procedimento de cirurgia plástica que gere este tipo de resíduo; recipientes e materiais resultantes do processo de assistência à saúde, que não contenha sangue ou líquidos corpóreos na forma livre; peças anatômicas (órgãos e tecidos) e outros resíduos provenientes de procedimentos cirúrgicos ou de estudos anatomopatológicos ou de confirmação diagnóstica; carcaças, peças anatômicas, vísceras e outros resíduos provenientes de animais não submetidos a processos de experimentação com inoculação de micro-organismos bem como suas forrações; e bolsas transfusionais vazias ou com volume residual pós-transfusão |
| A5 | Órgãos, tecidos, fluidos orgânicos, materiais perfurocortantes ou escarificantes e demais materiais resultantes da atenção à saúde de indivíduos ou animais, com suspeita ou certeza de contaminação com príons |
| B | Resíduos contendo substâncias químicas que podem apresentar risco à saúde pública ou ao meio ambiente, dependendo de suas características de inflamabilidade, corrosividade, reatividade e toxicidade como: produtos hormonais e produtos antimicrobianos; citostáticos; antineoplásicos; imunossupressores; digitálicos; imunomoduladores; antirretrovirais, quando descartados por serviços de saúde, farmácias, drogarias e distribuidores de medicamentos ou apreendidos e os resíduos e insumos farmacêuticos dos medicamentos controlados; resíduos de saneantes, desinfetantes, desinfestantes; resíduos contendo metais pesados; reagentes para laboratório, inclusive os recipientes contaminados por estes; efluentes de processadores de imagem (reveladores e fixadores); efluentes dos equipamentos automatizados utilizados em análises clínicas; e demais produtos considerados perigosos (tóxicos, corrosivos, inflamáveis e reativos) |

Continua >>

>> Continuação

**Tabela 29.1. Classificação dos resíduos de saúde nos respectivos grupos, baseada nas resoluções RDC ANVISA nº 306/2004 e CONAMA nº 358/2005**

| Grupo | Exemplo |
|---|---|
| C | Quaisquer materiais resultantes de atividades humanas que contenham radionuclídeos em quantidades superiores aos limites de eliminação especificados nas normas da Comissão Nacional de Energia Nuclear-CNEN e para os quais a reutilização é imprópria ou não prevista |
| D | Resíduos que não apresentem risco biológico, químico ou radiológico à saúde ou ao meio ambiente, podendo ser equiparados aos resíduos domiciliares. Por exemplo: papel de uso sanitário e fralda, absorventes higiênicos, peças descartáveis de vestuário, resto alimentar de paciente, material utilizado em antissepsia e hemostasia de venóclises, equipo de soro e outros similares não classificados como A1; sobras de alimentos e do preparo de alimentos; resto alimentar de refeitório; resíduos provenientes das áreas administrativas; resíduos de varrição, flores, podas e jardins; e resíduos de gesso provenientes de assistência à saúde |
| E | Materiais perfurocortantes ou escarificantes, tais como: lâminas de barbear, agulhas, escalpes, ampolas de vidro, brocas, limas endodônticas, pontas diamantadas, lâminas de bisturi, lancetas; tubos capilares; micropipetas; lâminas e lamínulas; espátulas; e todos os utensílios de vidro quebrados no laboratório (pipetas, tubos de coleta sanguínea e placas de Petri) e outros similares |

As citadas resoluções ainda destacam qual o tipo de tratamento mais adequado a cada tipo de resíduos gerado, bem como sua disposição final correta. Essas resoluções também informam quanto ao potencial de reutilização dos resíduos de acordo com sua classificação. Os resíduos do grupo A não podem ser reciclados, reutilizados ou reaproveitados, inclusive para alimentação animal, já os resíduos pertencentes ao grupo B com características de periculosidade devem ser submetidos à tratamento específico para disposição final. É importante destacar que as características dos resíduos pertencentes ao grupo B são aquelas contidas na Ficha de Informações de Segurança de Produtos Químicos (FISPQ).

A RDC ANVISA nº 306/2004 relaciona quais são os empreendimentos considerados passíveis de serem geradores de resíduos de serviços de saúde. Entre eles se encontram os serviços de controle de zoonoses. Lembrando que os serviços de controle de zoonoses e também de controle de vetores e pragas urbanas utilizam desinfestantes, como inseticidas e rodenticidas, e que estes produtos geram resíduos que estão classificados no grupo B. Portanto, fica clara a importância de se conhecer essas resoluções e aplicá-las corretamente, minimizando dessa forma os possíveis riscos à saúde humana e de contaminação do meio ambiente. Vale destacar ainda que todos os serviços de saúde, inclusive os serviços de controle de zoonoses, devem ter um Plano de Gerenciamento de Resíduos de Serviços de Saúde (PGRSS) baseado nos princípios da minimização da geração de resíduos. Esse documento deve apontar e descrever quais as ações relativas ao manejo dos resíduos de saúde, contemplando os aspectos referentes à geração, segregação, acondicionamento, coleta, armazenamento, transporte, reciclagem quando pertinente, tratamento e disposição final. O Plano de Gerenciamento de Resíduos de Serviços de Saúde também deve conter diretrizes que visem a proteção da saúde da população e do meio ambiente em função das características físicas, químicas e biológicas dos resíduos gerados.

O manejo dos resíduos de serviços de saúde é entendido como a ação de gerenciar os resíduos gerados tanto dentro do estabelecimento como fora dele. As ações no interior do estabelecimento envolvem, por exemplo, delimitar e identificar os locais para segregação, pré-tratamento, armazenamento de embalagens vazias e rotas de passagem dos resíduos, entre outras. Já como ações externas ao estabelecimento podem ser citadas como exemplo a localização e as características construtivas do abrigo externo.

Os resíduos gerados por serviços de controle de zoonoses e por controladoras de vetores e pragas urbanas podem ser restos de calda de aplicação, água resultante da lavagem de equipamentos utilizados na aplicação dos biocidas, embalagens vazias e rescaldo de possíveis acidentes, resíduos estes que se encaixam no grupo B. Naturalmente também são produzidos resíduos orgânicos e inertes como em qualquer outra atividade, mas estes não serão tratados aqui, uma vez que sua destinação final envolve a coleta regular de lixo das prefeituras.

De modo geral, não deve haver sobra de calda de aplicação, uma vez que o procedimento correto envolve vistoria do local para avaliação da infestação e das espécies infestantes, o que possibilita a definição do ingrediente ativo, da formulação e da quantidade de insumos que será utilizada no procedimento. Restos de calda implicam em má avaliação do local durante a vistoria prévia e, também, em prejuízo econômico. Mas devemos lembrar que podem ocorrer acidentes com a calda já preparada, quando então está terá que ser descartada. Por outro lado, a lavagem dos equipamentos utilizados na aplicação de biocida, sejam maquinários, sejam uniformes de aplicação, gera resíduos que, se não forem utilizados no preparo de novas soluções de aplicação, devem ser descartados segundo algumas regras.

Primeiramente é importante salientar que a água resultante da lavagem dos equipamentos de aplicação e de proteção individual não deve ser encaminhada diretamente ao sistema de coleta de esgoto público, mas sim direcionada para um tanque de contenção ou outros recipientes próprios para tal finalidade, utilizando-se o procedimento operacional padrão (POP) a partir de informações do fabricante e testes realizados em laboratórios credenciados e institutos de pesquisa. Após procedimentos de desativação e, idealmente, realização de análise química e não se detectando resíduos, a água pode ser descartada na rede.. Uma alternativa viável para diminuir os resíduos gerados na limpeza do maquinário usado na aplicação de formulações miscíveis em água é seguir um procedimento semelhante à tríplice lavagem das embalagens. Por exemplo, esses maquinários podem ser lavados no local de aplicação da maneira descrita a seguir. Após esgotar toda a calda aplicando-a no local tratado, adicionar água limpa até ¼ do tanque do pulverizador, tampar, agitar por 30 segundos e aplicar em locais como frestas e cantos da área tratada. Repetir este procedimento 3 vezes. Salienta-se que para formulações não aquosas, os equipamentos de aplicação devem ser limpos na unidade em local apropriado para tal finalidade.

Quanto aos resíduos gerados em caso de acidentes, que costumam se apresentar em maior quantidade e, às vezes, envolver produtos não diluídos ou caldas para aplicação, o tratamento deve ser similar à água resultante da lavagem dos equipamentos. Esses resíduos contendo insumos tóxicos devem ser neutralizados antes de sua destinação final. O mecanismo de desativação pode envolver o encaminhamento a tanques ou outros recipientes de contenção para posterior tratamento segundo o ingrediente ativo e a formulação envolvida no acidente.

Como já comentado anteriormente, as embalagens vazias devem ser devolvidas ao local onde foram adquiridas ou entregues em postos de recolhimento para destinação final adequada pelo fabricante ou importador. Vale salientar novamente que as empresas privadas e as instituições públicas devem inutilizar as embalagens antes de sua devolução, e aquelas que contiverem produtos miscíveis em água devem ser previamente tríplice lavadas.

# 30 Procedimentos Básicos Adotados em Serviços Prestados por Empresas Controladoras de Vetores e Pragas Urbanas para Aumentar a Eficácia no Controle e a Segurança da População

Comentaremos, de modo geral, os procedimentos básicos que devem ser adotados no controle de vetores e pragas urbanas, especialmente por empresas especializadas que atuam em unidades uni ou multifamiliares ou em ambientes comerciais e industriais. Em campanhas de saúde pública e no controle de vetores e pragas urbanas pelas instituições públicas e centros de controle de zoonoses, os procedimentos adotados são muito similares, embora não seja possível, por exemplo, fixar cartazes nas ruas onde se deu uma desratização.

Primeiramente, o local deve ser vistoriado previamente por profissionais capacitados na tarefa, a fim de avaliar a presença de infestação e, caso haja, definir quais as principais espécies infestantes. Essas informações possibilitarão a adoção de medidas e procedimentos seguros e eficazes, seja em domicílio, seja em campanhas de saúde pública. Na vistoria prévia é possível avaliar a presença de condições ambientais que favoreçam o estabelecimento e a proliferação de determinado vetor ou praga urbana. Por exemplo, acúmulo de lixo orgânico é um bom indicador da presença de baratas e de ratos, assim como recipientes que acumulam água costumam estar relacionados à presença de mosquitos, especialmente o *Aedes aegypti*. Observando as condições ambientais, o responsável técnico deve proceder ao manejo desse meio, isto é, alterar, dentro da capacidade operacional do momento, as condições ambientais que propiciam o estabelecimento e a proliferação de animais indesejados, bem como as condições desfavoráveis à saúde da população. Também é importante que a comunidade, ou o munícipe se for um domicílio, sejam orientados quanto aos cuidados ambientais a serem adotados na prevenção da instalação e crescimento desses animais. Uma nova vistoria deve ser realizada após a orientação para adequação sanitária do local, para verificação de mudanças nas condições de estabelecimento e proliferação de animais sinantrópicos. Por exemplo, é feita uma vistoria em uma escola e constata-se a presença de restos de alimentos acondicionados de forma inadequada, condição ambiental que é atraente para baratas. A primeira orientação é referente ao acondicionamento correto dos resíduos orgânicos e a limpeza do local com a adoção de medidas simples e, na maioria das vezes, eficazes.

Constatando-se a infestação, e a mesma não sendo controlada por meio da adoção de medidas de manejo ambiental, indica-se a aplicação de biocidas. A aplicação deve ser antecedida pela limpeza do ambiente, para maior eficácia do produto químico. Colocar rodenticidas em bocas-de-lobo com grande quantidade de resíduos orgânicos, geralmente, leva a controles mal sucedidos, assim como aplicar inseticidas para controle de baratas no interior de domicílios com grande quantidade de materiais inertes e lixo. Quando se aplica um biocida, ele deve entrar em contato com o ambiente onde a praga se encontra ou ser capaz de atraí-la. Substratos com sujeiras podem dificultar a deposição do biocida, assim como a oferta de comida concorrer com as iscas atrativas para ingestão do organismo-alvo. O profissional deve orientar que durante a limpeza da área interna do local que receberá a aplicação de desinfestantes sejam afastados os móveis das paredes, o chão varrido e, quando possível, lavado com água e sabão e as paredes limpas com água. Na área externa é recomendável remover os materiais inservíveis, roçar o mato, lavar o chão com água e sabão quando possível, e lavar as caixas de gordura, se não forem lacradas, com água e sabão e água sanitária, esfregando as paredes laterais. Esses procedimentos melhoram a eficácia do tratamento químico.

Um dos pontos importantes a ser esclarecido para a população em geral e para o responsável pelo domicílio é referente à toxicidade dos biocidas. É bastante frequente as pessoas acreditarem que inseticidas, rodenticidas e outros produtos biocidas somente são tóxicos para os organismos-alvo. Isso, provavelmente, se deve ao fato dos efeitos à saúde ou ao ambiente decorrentes da exposição aos compostos não serem sempre observáveis. Isto também é reforçado por propagandas que afirmam que o produto faz mal somente para os insetos, e mostram a aplicação em ambiente com crianças e animais. Um ponto de difícil abordagem é a relação entre a presença de, especialmente, insetos e condições inadequadas de higiene. Discutir os aspectos de higiene com o responsável pelo imóvel na maioria das vezes é um assunto delicado, pois as pessoas entendem que estão sendo julgadas pelas condições sanitárias do local. Mas, se durante a vistoria se constata a necessidade do uso de insumos tóxicos, as pessoas devem ser objetivamente orientadas quanto aos riscos envolvidos no procedimento, a importância de se respeitar o tempo para entrada no ambiente tratado e no caso de apresentar alguma indisposição procurar o médico e informar sobre a realização de desinfestação, bem como o grupo químico, o ingrediente ativo e a formulação dos produtos que foram utilizados.

Em domicílios, após a aplicação de biocidas, as empresas controladoras de vetores e pragas urbanas têm que fornecer um comprovante do serviço realizado, no qual devem constar as seguintes informações:

- o nome do cliente;
- o endereço do imóvel;
- a(s) praga(s)-alvo;
- a data da execução do serviço de desinfestação;

- o(s) grupo(s) químico(s) e a(s) formulação(ões) dos produtos utilizados;
- as orientações gerais quanto ao serviço executado;
- o nome e o registro do responsável técnico;
- o contato do Centro de Controle de Intoxicações (CCI);
- a identificação completa da empresa.

De especial importância é destacar o grupo químico, ingrediente ativo e formulação, pois no caso de alguma pessoa ou animal de estimação apresentar mal-estar, o médico e veterinário têm subsídios para tratar uma possível contaminação. A ausência desses dados e a não informação de que houve uma aplicação de biocida pode levar o profissional da saúde a um diagnóstico equivocado. Cabe salientar ainda que em edificações de uso misto, a empresa que realizou o serviço deve afixar cartazes informando a data da desinfestação, o nome dos produtos químicos que foram utilizados e o contato do CCI, bem como o número de suas licenças, ou autorizações para funcionamento, sanitária e ambiental, ambas fornecidas pelos respectivos órgãos competentes.

No caso de aplicação de biocidas pelas instituições públicas em campanhas de saúde pública, também, há alguns tópicos que devem ser apontados. A vistoria prévia sempre deve ser realizada para conhecimento do local e das suas condições ambientais. Também deve ser feita a intervenção no ambiente, dentro do limite da capacidade operacional, visando às modificações que possam dificultar o estabelecimento e a proliferação de vetores e pragas urbanas. Ainda, é de extrema importância a orientação da população quanto aos cuidados ambientais a serem adotados. Esses procedimentos não são diferentes, em essência, daqueles a serem realizados por empresas controladoras de vetores e pragas urbanas em domicílios. Na vistoria prévia devem serobservados alguns itens como, por exemplo, os citados na Tabela 30.1 visando aumentar a segurança na aplicação de desinfestantes.

| Tabela 30.1. Alguns parâmetros importantes a serem observados em vistorias para aumentar a segurança na aplicação de desinfestantes em áreas públicas pelos serviços de controle de zoonoses | |
|---|---|
| **Data da vistoria prévia: __/__/____** | |
| **Caracterização do local de aplicação de desinfestante** | |
| Tipo de edificação na área | ( ) residenciais ( ) comerciais ( ) industriais |
| Favelas na área | ( ) sim ( ) não |
| Presença de parques ou praças | ( ) sim ( ) não |
| Terrenos baldios no local | ( ) sim ( ) não |
| Pavimentação | ( ) solo nu ( ) asfalto |
| Posição em relação ao relevo | ( ) topo ( ) planície ( ) encosta |
| Tipo predominante de solo | ( ) arenoso ( ) argiloso |
| Presença de lixo no local | ( ) sim ( ) não |
| Sistema de coleta de esgoto | ( ) sim ( ) não |
| Sistema de coleta de águas pluviais | ( ) sim ( ) não |
| Presença de poço | ( ) sim ( ) não |
| Presença de corpo dágua no local | ( ) não ( ) córrego ( ) mina ( ) lago ( ) represa |
| Distância do corpo d'água mais próximo | ( ) > 10m ( ) 10 a 50m ( ) 50 a 100m ( ) > 100m |
| Vegetação predominante | ( ) mata nativa ( ) cultivar ( ) árvores nativas |
| | ( ) árvores exóticas ( ) arbustos ( ) gramíneas |
| Roçagem da vegetação | ( ) sim ( ) não |
| | Armazenamento do material roçado ________ |
| | Uso do material roçado ________ |
| | Destino final do material roçado ________ |

Continua >>

>> Continuação

| Tabela 30.1. Alguns parâmetros importantes a serem observados em vistorias para aumentar a segurança na aplicação de desinfestantes em áreas públicas pelos serviços de controle de zoonoses | |
|---|---|
| Parâmetros observados no momento da aplicação | |
| Vento (velocidade e direção) | |
| Chuva | |
| Temperatura | |

Além de tudo, a instituição pública realizadora do serviço de desinfestação deve informar a unidade de saúde mais próxima do local que recebeu a aplicação quanto ao tipo de atividade realizada, bem como os produtos que foram utilizados. A Tabela 30.2 a seguir mostra alguns dados que as unidades de saúde devem dispor para possibilitar nexos causais entre eventuais alterações na saúde da comunidade local e insumos usados.

**Tabela 30.2. Informações úteis às unidades de saúde quanto à aplicação de biocidas em sua área de abrangência**

| Grupo químico | Ingrediente ativo (i.a.) | Formulação | Solvente usado para preparo da calda | Concentração do i.a na calda | Local tratado |
|---|---|---|---|---|---|
| Organofosforado | | | | | |
| Piretroide | | | | | |
| Sulfonamida fluoroalifática | | | | | |
| Amido hidrazona | | | | | |
| Benzoilureico | | | | | |
| Carbamato | | | | | |
| Outros | | | | | |

Após a aplicação do biocida, a equipe técnica, seja de empresa privada para o controle de vetores e pragas urbanas, seja de instituições públicas, deve retornar ao local e proceder a nova avaliação. Essa vistoria tem por objetivo constatar se os objetivos do procedimento foram atingidos, bem como verificar possíveis alterações ambientais relacionadas à atividade realizada.

# 31 Orientação à População Referente à Contratação de Serviço de Empresa Especializada para Desinfestação Domiciliar e Uso de Produtos Contendo Formulação do Tipo Líquido Premido e Espirais ou Pastilhas

Quando uma pessoa ou uma empresa necessita contratar uma desinsetizadora é importante que sejam tomados alguns cuidados de modo a aumentar à segurança e garantir a eficácia do procedimento. Na contratação de uma empresa controladora de vetores e pragas urbanas, o contratante deve solicitar:

- o registro da empresa, com as licenças pertinentes (municipais e estaduais);
- o nome do representante legal, isso é, o sócio, diretor ou proprietário da empresa que responde perante as autoridades legalmente estabelecidas, pelos atos da empresa;
- o nome do responsável técnico legalmente habilitado, responsável pela qualidade, eficácia e segurança dos serviços prestados, bem como a supervisão e o treinamento dos funcionários e a aquisição de produtos desinfestantes;
- o contrato social explicitando a atividade de controle de vetores e pragas urbanas e constando o nome fantasia da empresa.

A empresa desinsetizadora deve apresentar os documentos solicitados e:

- agendar uma vistoria para avaliação da infestação e das espécies infestantes;
- após a vistoria, apresentar relatório da vistoria indicando se é necessária a desinfestação, quais as espécies infestantes, quais os produtos (nome comercial, fabricante, ingrediente ativo, formulação, solvente, concentração do insumo tóxico, quantidade total a ser utilizada por área tratada, antídoto a ser usado em caso de acidente, telefone dos centros de controle de intoxicação) que serão usados e qual a metodologia de aplicação que será utilizada.

O relatório deve ser assinado pelo responsável técnico e encaminhado junto com a proposta de serviço. O contratante, por sua vez, pode e deve verificar no *site* da ANVISA (Sistema de Informação de Agrotóxicos, disponível em: http://www4.anvisa.gov.br/agrosia) se o produto recomendado pela desinsetizadora é indicado como desinfestante e se a metodologia de aplicação é a mais adequada. Após a realização do serviço, a empresa desinsetizadora deve emitir um CERTIFICADO OU COMPROVANTE DE EXECUÇÃO DO SERVIÇO contendo todas as informações técnicas, bem como prazo de garantia, se for pertinente. É comum algumas empresas desinsetizadoras darem garantia de 6 meses, e às vezes de até 1 ano, para atrair clientes. Esse tipo de garantia não é real, uma vez que os produtos normalmente utilizados em áreas urbanas não se mantêm ativos durante tanto tempo. Empresas sérias deixam claro que a aplicação de desinfestantes visa acabar com uma infestação estabelecida e que a manutenção das condições sanitárias adequadas é que irá evitar o estabelecimento de novas infestações.

Quanto ao uso de produtos domissanitários formulados como líquido premido (*spray*), espirais e pastilhas, entre outros, é importante que a população seja orientada quanto à suas toxicidades, uma vez que são, em maior ou menor grau, tóxicos aos seres vivos, inclusive para o homem. Informações do tipo "determinado produto é tóxico só para os insetos" não são dignas de confiança. Por outro lado, é importante que se divulgue que antes da utilização de desinfestantes deve-se adotar medidas mais simples, que são bastante eficazes e devem ser experimentadas, tais como, por exemplo, o uso de água e sabão em alguns casos, aspiração de pulgas, uso de telas nas janelas, uso de tiras de borracha nas portas e de tampas nos ralos, para mosquitos e insetos rasteiros, respectivamente.

Se a opção for pelo uso do produto desinfestante em formulações líquido, líquido premido, espirais e pastilhas é importante que a pessoa observe atentamente qual (ou quais) o ingrediente(s) ativo(s) e a concentração, bem como o solvente presente. Essas informações constam no rótulo do produto. Para maior segurança, o usuário pode verificar em http://www4.anvisa.gov.br/agrosia (Sistema de Informação de Agrotóxicos, ANVISA) se o produto (ingrediente ativo e formulação) tem autorização para uso domissanitário.

O uso indiscriminado de produtos desinfestantes pode interferir provocando seleção positiva de espécimes resistentes. Isso é, a aplicação de desinfestantes pode contribuir com o estabelecimento de populações resistentes, o que implica na utilização de doses maiores, e, portanto com maiores riscos ao homem e ao ambiente, e necessidade de desenvolvimento de novas moléculas, o que envolve grandes investimentos científicos e financeiros. Devemos lembrar que a aplicação de um desinfestante X não induz o desenvolvimento de resistência a esse desinfestante X, mas pode selecionar positivamente espécimes naturalmente resistentes ao desinfestante X ou alguma forma similar que atue no mesmo sítio de ação. Hoje, em muitos estados do Brasil o controle do mosquito *Aedes aegypti* não pode ser feito por meio da aplicação de inseticidas piretroides em função da resistência desses insetos, implicando no uso de grupos químicos que apresentam, às vezes, maior toxicidade ao ser humano, a outros animais e ao ambiente.

A orientação da população frente a essas questões envolve o desenvolvimento de um programa de educação sanitária implementado, de modo geral, pelas secretarias de saúde, seja no nível estadual, seja no nível municipal. O objetivo não deve ser impedir o uso desses produtos, uma vez que estes têm registro para tal finalidade, mas sim esclarecer sobre os possíveis benefícios de medidas mais simples de higiene e limpeza dos domicílios e da área, e os riscos da utilização de insumos químicos para matar uma simples barata.

Parte IV

# BIOINDICADORES DE CONTAMINAÇÃO DO AMBIENTE

# Contexto Ecológico dos Efeitos da Contaminação

# 32

Enquanto, os capítulos anteriores trataram dos usos e possíveis formas de contaminação de diferentes ambientes onde compostos químicos - agrotóxicos ou desinfestantes - são usados, este capítulo tratará dos efeitos dessa contaminação sobre os seres vivos e as formas de se obter respostas prévias dos possíveis efeitos em várias populações e até na biodiversidade desses ambientes. A manutenção da biodiversidade da natureza tem sido cada vez mais valorizada por causa de sua importância tanto do ponto de vista econômico, quanto da necessidade de se manter as relações entre os seres na natureza, porque a biodiversidade descreve as riquezas biológicas e ecológicas do mundo natural e porque a preservação da natureza garante a proliferação da vida. Seu valor tem sido explorado economicamente, dadas as possibilidades de exploração comercial de espécies e princípios ativos extraídos de animais e de plantas. Além disso, quanto maior a biodiversidade, maior é a chance de que existam organismos capazes de degradar os agentes tóxicos e despoluir as áreas contaminadas que a sociedade produz.

Na natureza a biodiversidade se mantém por meio das relações de interação entre os seres nos ecossistemas, e essas relações se dão pelas trocas de matéria e energia entre os organismos e nos processos em que eles atuam. Por meio da evolução das espécies os organismos se adaptaram ao ambiente em que vivem e ocupam um nicho ecológico onde, além de atuarem e se relacionarem entre si, se reproduzem, mantêm sua própria espécie e podem dar suporte à vida de outras espécies. Assim se mantém a biodiversidade e a integridade biológica dos ecossistemas que, segundo a Agência Americana de Proteção Ambiental (EPA), "é a capacidade de manter uma comunidade de organismos balanceada, integrada e adaptada, com composição de espécies, diversidade e organização funcional comparáveis às de habitats naturais de uma mesma região".

Dada a estreita relação que existe entre os organismos de uma comunidade, modificações que ocorrerem em uma dessas populações de organismos podem causar uma desorganização nas relações entre todos os organismos da comunidade do ecossistema. Essa desorganização tem sido observada em vários habitats da natureza como, por exemplo, no ambiente aquático, onde se observaram proliferação de algas e diminuição de espécies de peixes e outros organismos, assim como se observaram variações no tamanho e na composição de espécies de comunidades vegetais e animais no ambiente terrestre. Agentes de pressão sobre as condições ou *status* do ambiente são os causadores dessa desorganização. Esses agentes podem ser causas naturais como, por exemplo, mudanças no pH, na temperatura e na umidade do ambiente, causadas por mudanças climáticas numa determinada época ou região, mas, as mudanças desorganizadoras das relações entre as espécies também podem ser causadas por fatores ocasionados pela ação antrópica como, por exemplo, a presença ou aumento da concentração de agrotóxicos, desinfestantes, resíduos industriais ou de metais pesados, todos poluentes do ambiente. Independentemente da origem, os poluentes podem alterar condições ambientais importantes para a sobrevivência e a reprodução dos seres vivos. Mudanças como, por exemplo, a perda anual de áreas de florestas tem um custo que, segundo a Organização das Nações Unidas (ONU), já chegava a US$ 5 trilhões em 2010. Segundo a ONU, quanto maior for a degradação dos ecossistemas, maior será o risco de que eles percam grande parte de sua utilidade prática para o homem. Para chamar a atenção ao problema cada vez maior de perdas ou extinção de espécies animais e vegetais como consequência de ações humanas, a Organização das Nações Unidas (ONU) declarou 2010 como o Ano Internacional da Biodiversidade. A partir de então, a conscientização sobre a importância de manter um ambiente limpo e sustentável tem aumentado.

Os efeitos de agentes de estresse sobre a biodiversidade abrangem os efeitos de agrotóxicos e desinfestantes porque eles são amplamente utilizados e porque as similaridades fisiológicas entre diferentes organismos sugerem que as perturbações observadas na vida selvagem podem indicar riscos para diversos organismos, incluindo os seres humanos. Vários estudos fizeram com que mais de 90 moléculas de agrotóxicos fossem listadas internacionalmente como causadoras de disrupção endócrina, de teratogênese ou malformação em organismos antes do nascimento, de diminuição da taxa de nascimento e, até já se comprovou o impacto de alguns agrotóxicos em populações inteiras de alguns ecossistemas, como a mortalidade de peixes e a proliferação de algas. Por isso, há um interesse crescente sobre os efeitos de agrotóxicos em organismos da vida selvagem, porque eles representam avisos precoces ou sentinelas de efeitos ainda não comprovados no homem. Já se determinou, por exemplo, que alguns inseticidas do grupo dos piretroides antagonizam ou potencializam a ação de hormônios estrógenos porque agem no receptor desses estrógenos, e alguns inibem a ação do hormônio progesterona.

Para saber se existe possibilidade de se evitar que uma perturbação ocorra há necessidade de, primeiramente, se determinar as características do agente causador e então verificar se existe a possibilidade de se manipular a presença ou a quantidade deste agente. Por exemplo, se a mudança do pH do meio for causada por fatores naturais, a chance de sucesso na sua manipulação pode ser menor do que se a mudança ocorreu em consequência da adição de poluentes ao meio. Agrotóxicos e desinfestantes são sabidamente agentes de estresse no ambiente porque agem sobre processos biológicos; mas, como já anteriormente citado, os efeitos dependem da molécula, da quantidade que chega ao ambiente e das características do próprio ambiente. Por isso, verifica-se a necessidade de se estabelecer métodos acurados de avaliação tanto da sua presença, quanto de seu efeito sobre as espécies, populações, comunidades e sobre os componentes abióticos dos ambientes naturais. Essas determinações têm de ser feitas por técnicas e métodos precisos e padronizados, de tal forma que não restem dúvidas sobre as verdadeiras causas das mudanças e os efeitos dos agentes estressores possam ser minimizados. Para tanto, tem-se observado o progresso cada vez maior de equipamentos e métodos de determinação de quantidades cada vez menores de compostos ou de elementos poluidores em diferentes matrizes ambientais, por meio de métodos e equipamentos cada vez mais sensíveis e precisos para extração, detecção e análise do poluente na matriz biótica e abiótica. Entretanto, de modo geral, além do alto custo, esses métodos e equipamentos necessitam de mão de obra bastante especializada e têm aplicação restrita a condições de laboratório bastante específicas. Além disso, apenas a detecção e mensuração dos níveis de contaminação não fornecem respostas sobre os efeitos dos contaminantes nos sistemas biológicos do ambiente; principalmente porque esta detecção se refere a amostras coletadas num determinado tempo, e não a partir de observações das consequências de longo prazo e em áreas abrangentes.

# 33 Consequências e Indicadores Ecológicos de Contaminação Ambiental

Os estudos sobre efeitos de fatores desestabilizantes nas interações naturais num ecossistema e as suas relações com os possíveis agentes causais se iniciaram a partir de observações e verificações de mudanças no comportamento, ou no crescimento, ou ainda alterações no número de espécies vegetais ou animais, e nos diversos níveis hierárquicos dos sistemas biológicos do ambiente, como respostas a mudanças no ambiente causadas por atividade industrial ou por contaminação por agrotóxicos, por exemplo.

Reações e consequências biológicas foram detectadas por meio de observação de deformidades e mudanças de comportamento de nado de peixes; mudanças no padrão de voo de pássaros; diminuição da área foliar ou de raízes de plantas; diminuição do tamanho de diferentes populações, etc., em espécies de áreas que sofreram impactos ambientais. Esses efeitos foram comprovados após comparação com os mesmos parâmetros e espécies, mas de áreas que não sofreram impactos. Também se verificou que as consequências biológicas variam de acordo com a molécula do agrotóxico, por exemplo, pois, de modo geral, as características da molécula determinam sua toxicidade, sua estabilidade e as possibilidades de interação no ambiente. Enfatiza-se, entretanto, que a semelhança de ambiente entre as áreas comparadas – a impactada e a controle, não impactada - é fundamental para uma avaliação realmente significativa e conclusiva.

Assim, tem-se verificado que a presença, a condição biológica, o número e a diversidade de espécies de micro-organismos, algas, plantas e animais estão relacionados com a qualidade do ambiente no qual essas espécies vivem. Elas são, portanto, espécies que indicam as mudanças no ambiente e, consequentemente, na condição ecológica.

Essas espécies podem fornecer um diagnóstico de uma situação de estresse do ecossistema. Por exemplo, quando se detecta a contaminação de um atum ou de um tubarão por agrotóxicos percebe-se que esses animais se alimentaram de espécies contaminadas, indicando a contaminação da rede alimentar à qual esses peixes fazem parte, porque eles não ficam em contato com o ambiente agrícola ou urbano e, portanto, não se contaminaram diretamente. Eles servem então como indicadores ecológicos de uma medida crítica nessa rede alimentar num determinado *status* do ecossistema.

Indicadores compreendem uma hierarquia de efeitos biológicos que abrangem desde o nível subcelular de sistemas bióticos (seres vivos) até as biocenoses (associações entre os organismos) e ecossistemas (sistemas compostos pelos seres vivos - meio biótico, e o local onde eles vivem - meio abiótico). A relação e a propagação do efeito do agente estressor desde o nível subcelular dos organismos até o nível de ecossistemas estão representadas na Figura 33.1, onde se faz uma estimativa do tempo para observação dos efeitos e da abrangência do efeito no espaço físico.

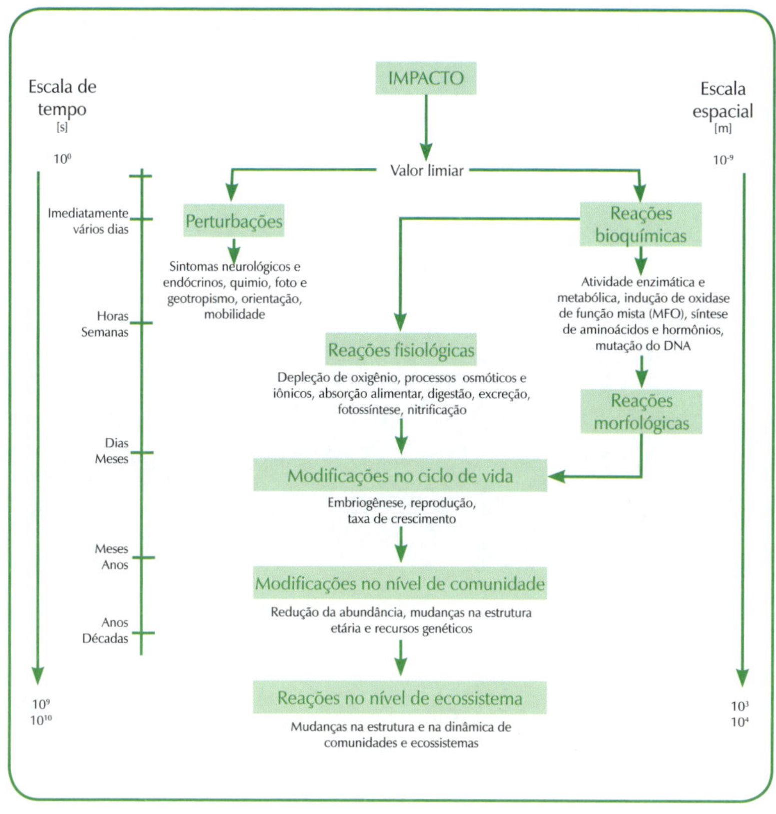


**Adaptado de:** Fränzle, 2006.

**Figura 33.1** - Tempo médio de resposta dos sistemas bióticos ao estresse.

# Bioindicadores

# 34

O conhecimento do grau e das formas de poluição do ambiente por meio de monitoramento do ambiente é fundamental, tendo em vista o potencial de persistência ou o de transformação em outros compostos também nocivos e de complexação dos xenobióticos com moléculas naturais. Entretanto, o monitoramento é feito por meio de análises dispendiosas que dependem de conhecimento específico de métodos, de aparelhos e materiais caros e de pessoal especializado para condução dessas análises. O monitoramento também depende da constância na coleta e na análise de grandes quantidades das matrizes ambientais, pois o grau de contaminação pode ser pequeno, mas com potencial significativo de perturbação tanto do ambiente, quanto de interação com os organismos ali presentes, com consequências ecológicas em todas as teias alimentares envolvidas com aquele ambiente.

Quando o monitoramento é feito por meio de análises em organismos, tanto a contaminação quanto o efeito dessa contaminação nos organismos só podem ser detectados quando o organismo não morre. Esses organismos, de qualquer nível trófico, servem como biomonitores e somente se sua observação for contínua, isto é, se o biomonitoramento ocorrer continuamente, eles podem fornecer avisos precoces de mudanças no ambiente que podem resultar em risco para espécies individuais, populações, comunidades ou ecossistemas com os quais esses organismos forem relacionados. Tem-se verificado que a determinação de efeitos como a contaminação de tecidos de organismos coletados de ambientes naturais por biomonitoramento é útil porque fornece um aviso da deterioração das condições do ambiente, mas não evita a ocorrência dos efeitos dessa contaminação e, muitas vezes, não evita a mortalidade de outras espécies mais sensíveis.

Nas últimas décadas, vários alarmes foram dados após detecção de poluição, principalmente de solo e água com agrotóxicos. Como os resíduos de agrotóxicos podem ser absorvidos por organismos, degradar no próprio local de aplicação ou serem transportados entre diferentes sistemas do ambiente, eles podem representar perigo para a qualidade dos recursos naturais e para a saúde dos organismos. Por exemplo, recentemente verificou-se que compostos como o DDT e seus derivados foram achados em ovas de tartarugas-de-couro marinhas (*Dermochelys coriacea*); na gordura de tecidos de um antílope de uma reserva africana (*Tragelaphus oryx*) e em focas do mar Cáspio, demonstrando, respectivamente, tanto a possibilidade de transferência via sangue materno, assim como a persistência e a transferência no ambiente deste composto que já deixou de ser utilizado há muito tempo e não foi aplicado no habitat desses organismos. Resíduos de agrotóxicos organoclorados de uso banido, como DDT e hexaclorobenzeno – HCB, (que estão na lista de Poluentes Orgânicos Persistentes, ou POPs) também foram recentemente detectados em gordura de botos *Sotalia guyanensis* que habitam a bacia amazônica. Como esses cetáceos estão no ápice da rede alimentar e longe de ambiente agrícola, eles indicam a contaminação via alimentos. Assim, verifica-se também que dependendo do ambiente, qualquer contaminação que pode resultar em mudanças discretas no comportamento, no desenvolvimento e na reprodução podem ter efeitos graves em toda a biota daquele ambiente, mesmo com níveis baixos do poluente.

Mas, agrotóxicos com meia-vida relativamente curta também podem permanecer no ambiente por tempo suficiente para exercer ação biológica porque eles são biocidas e sua ação sobre organismos, mesmo em curto período de tempo, pode resultar em efeitos orgânicos de diferentes níveis, até o nível genético e molecular. Por exemplo, o tributyltin (conhecido também como TBT) é um algicida extremamente tóxico usado em tintas para barcos e navios que tem meia-vida de poucas semanas. O contato de rãs *Xenopus tropicalis*, utilizadas como modelos biológicos, com doses subletais de TBT causaram vários efeitos histológicos, morfológicos e má-formação de embriões. Verificou-se também que o inseticida metomil e o herbicida propanil, de menor persistência no ambiente do que os compostos organoclorados, e de presença frequente em canais de drenagem e águas de superfície de áreas agrícolas, provocaram mudanças importantes no metabolismo energético (proteínas mitocondriais, proteínas relacionadas com a síntese de ATP, etc.) e na biossíntese de proteínas, entre outros efeitos, no crustáceo aquático *Daphnia magna* usado como modelo toxicológico.

Um dos herbicidas mais amplamente utilizados no mundo – o atrazina, do grupo das triazinas – provocou alterações histopatológicas em rins e interferiu nos hormônios sexuais de *Gobiocypris rarus*, um peixe de água doce também amplamente usado como modelo toxicológico. Já se verificou também que o atrazina afetou a reprodução de copépodes, que constituem importante alimento de peixes na natureza; perturbou a metamorfose e a diferenciação sexual da rã *Xenopus laevis*; exerceu influência na função ovariana de ratos; alterou os níveis de sódio, potássio e da enzima ATPase no plasma de brânquias de salmão, causando problemas de regulação osmótica, etc. Também já se verificou que, de modo geral, quanto maior a concentração e maior o tempo de exposição de organismos a agrotóxicos, maior é a probabilidade de que os impactos nos sistemas biológicos se estendam desde os níveis tróficos mais inferiores até os mais superiores, e assim, podem influenciar as comunidades e os ecossistemas. Mas, mesmo exposições por curto espaço de tempo e as concentrações subletais do agrotóxico organoclorado endosulfan causaram problemas morfológicos e funcionais nas brânquias de girinos de sapo *Bufo bufo*.

A exposição e a retenção de agrotóxicos nas gorduras corporais foram amplamente detectadas em animais, mas também já foram detectadas em seres humanos de várias partes do mundo. A origem desta contaminação pode ter ocorrido via contato com ambiente contaminado (como locais de descartes industriais, além de áreas agrícolas e urbanas contaminadas) ou via alimento (desde peixes e crustáceos, até leite materno contaminado). Em várias partes do mundo, inclusive no Brasil, ainda se detecta contaminação de leite materno com agrotóxicos organoclorados.

Recentemente também se verificou que durante períodos de jejum ou de carência de alimentos, que ocorrem naturalmente durante a nidificação de uma espécie de pato de área costeira do hemisfério norte, a concentração dos agrotóxicos organoclorados aumentou no sangue das fêmeas. Portanto, os processos naturais do ciclo de vida dos organismos podem ainda agravar os problemas causados pela contaminação. Muitos trabalhos científicos relacionam a contaminação por agrotóxicos com a quantidade de lipídios nos tecidos ou em todo o corpo dos organismos porque há diversos agrotóxicos, como grande parte dos compostos organoclorados, que são lipofílicos e persistentes no ambiente. A afinidade por lipídios é uma propriedade importante de muitos agrotóxicos porque facilita a bioacumulação na biota e a biomagnificação na cadeia alimentar, resultando em aumentos na concentração nos organismos quanto mais alto for seu nível trófico.

Verifica-se, então, que os efeitos dos diferentes agrotóxicos vão desde ocorrências facilmente visualizáveis, como teratogênese de embriões, até efeitos histológicos e moleculares com consequências na sobrevivência ou na progênie dos organismos. Mas, como não é possível se monitorar todas as espécies de um ecossistema, têm-se desenvolvido estudos com um conjunto de bioindicadores, ou respostas biológicas que indicam a exposição ou os efeitos de poluentes ou de mudanças ambientais em organismos (incluindo a espécie humana), populações, comunidades e ecossistema, e que podem ser usados para se avaliar o *status* e as tendências de efeitos de agentes estressores, como os agrotóxicos, num ecossistema.

O termo bioindicador tem sido usado para identificar respostas biológicas que se referem, portanto, a respostas expressas desde os parâmetros biomoleculares-bioquímicos até o nível de comunidade. Há discussões para definição de bioindicadores e biomarcadores nas quais se verifica que esses termos são algumas vezes intercambiáveis, mas que separam os biomarcadores como substâncias orgânicas usadas como bioindicadores do *status* biológico de organismos. Pode-se apontar como bioindicadores, por exemplo, mudanças na riqueza e abundância de espécies de populações de diferentes comunidades; no tamanho dos espécimes; na integridade reprodutiva, etc. Como biomarcadores pode-se citar como exemplos: atividade enzimática, integridade do DNA, parâmetros de estresse oxidativo, conteúdo de lipídios, etc., isto é, componentes celulares ou bioquímicos, estruturas e funções que são mensuráveis num sistema - organismo, população, comunidade - ou amostra biológica como bioindicador. Muitas vezes se usa o termo bioindicador abrangendo o conceito de biomarcador, isto é, definindo bioindicador como organismos nos quais alguns parâmetros de suas funções vitais (biomarcadores) se relacionam com agentes estressores presentes no ambiente onde se encontram. De qualquer forma, como as diferentes espécies se relacionam na natureza, esses organismos bioindicadores fornecem informações sobre o risco potencial da presença de agentes estressores para a flora, fauna e a população humana.

Tem-se usado bioindicadores principalmente em estudos de previsão dos possíveis efeitos dos agentes estressores antes da ocorrência da mortalidade de espécies, ou do aumento da concentração de contaminantes, quanto mais alto ou mais complexo for o nível trófico (biomagnificação). Para isso, são feitos estudos de determinação dos efeitos de doses subletais dos contaminantes sobre bioindicadores usados como ferramentas para a compreensão sobre a probabilidade de um contaminante causar efeito adverso nas populações e no ambiente. Os parâmetros biológicos de estudo devem ser sensíveis como bioindicadores da presença ou do efeito perigoso do contaminante. Pode-se usar, por exemplo, espécies sentinelas ou bioacumuladoras, que são espécies que são escolhidas porque acumulam um poluente, sem apresentar efeitos adversos significantes. Essas espécies indicam o que pode acontecer com as outras espécies e esses estudos também são feitos para dar suporte às determinações dos possíveis riscos ecológicos de mudanças na saúde do ambiente.

Para escolha de um organismo bioindicador deve-se levar em consideração sua posição trófica, sua relevância biológica no ecossistema em que ele vive, sua sensibilidade ao agente, o tempo de resposta à presença do agente poluidor e a especificidade da resposta. Quanto mais baixo for seu nível trófico e quanto mais ele servir de alimento para organismos dos níveis superiores da cadeia trófica, maior é sua relevância biológica como bioindicador porque, por meio de sua contaminação, toda a cadeia trófica pode se contaminar ou até biomagnificar os contaminantes. Além disso, quanto mais baixa for a posição trófica de um organismo, maior é a probabilidade de que ele faça parte de várias teias ou redes alimentares na natureza, já que não se pode afirmar categoricamente onde começa ou termina uma cadeia alimentar. Por exemplo, organismos produtores podem servir de alimentos para organismos de diferentes cadeias, caracterizando a rede alimentar. Por isso, medidas de contaminação em organismos bioindicadores da base de cadeias alimentares podem indicar o perigo potencial de contaminação de várias teias alimentares. A escolha dos bioindicadores deve ainda levar em conta a relevância do organismo no ambiente, por isso um dos requisitos é que os bioindicadores vegetais ou animais sejam amplamente distribuídos na região e tenham sensibilidade ao poluente, que não morram por efeito de baixas concentrações presentes no meio, mas alterações no seu número ou nos processos em que ele participe naquele ambiente podem ter um significado grande para as teias alimentares..

Pode-se resumir a caracterização de bioindicadores como organismos que, apesar de não morrerem por alterações da qualidade do ambiente, respondem a elas por meio de reações comportamentais ou metabólicas mensuráveis, que indicam e refletem alguma mudança no ambiente onde eles vivem. Além da relevância biológica no ambiente em que vivem, eles devem ocupar as mais baixas posições tróficas, para indicar os perigos nas teias alimentares que fazem parte.

Outro parâmetro de relevância é o nicho ecológico dos organismos utilizados como bioindicadores. Organismos sedentários ou de atuação em ambientes muito específicos refletem as condições específicas do lugar. Organismos que se alimentam ou vivem no solo (Figura 34.1) ou filtram grandes volumes de água (Figura 34.2) como, por exemplo, minhocas e bivalves aquáticos, têm sido utilizados como bioindicadores de contaminação de solo, de água e de sedimentos por poluentes como os agrotóxicos, mas também de metais pesados, hormônios, etc. porque atendem aos parâmetros de bioindicação.

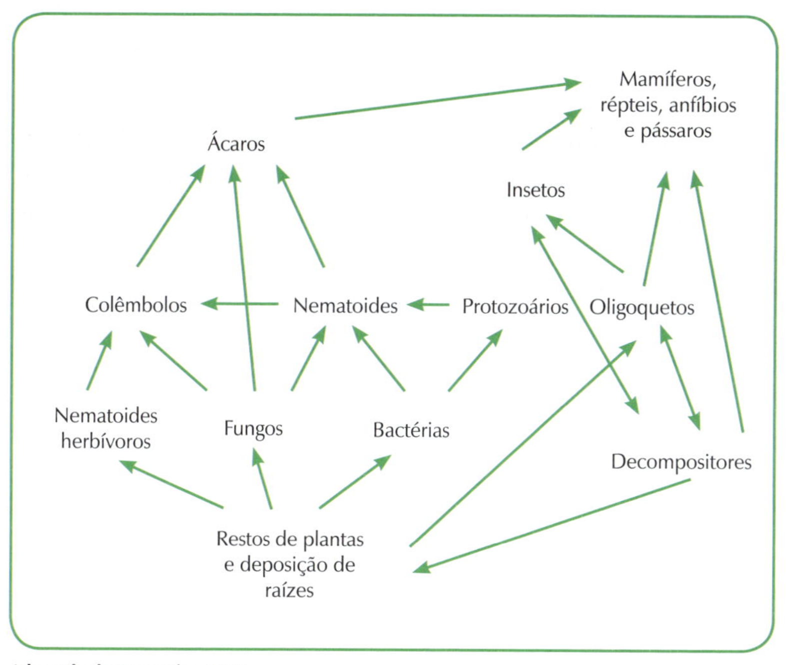


**Adaptado de:** Bottomley, 1999.

**Figura 34.1** - Teia alimentar de ambiente terrestre.

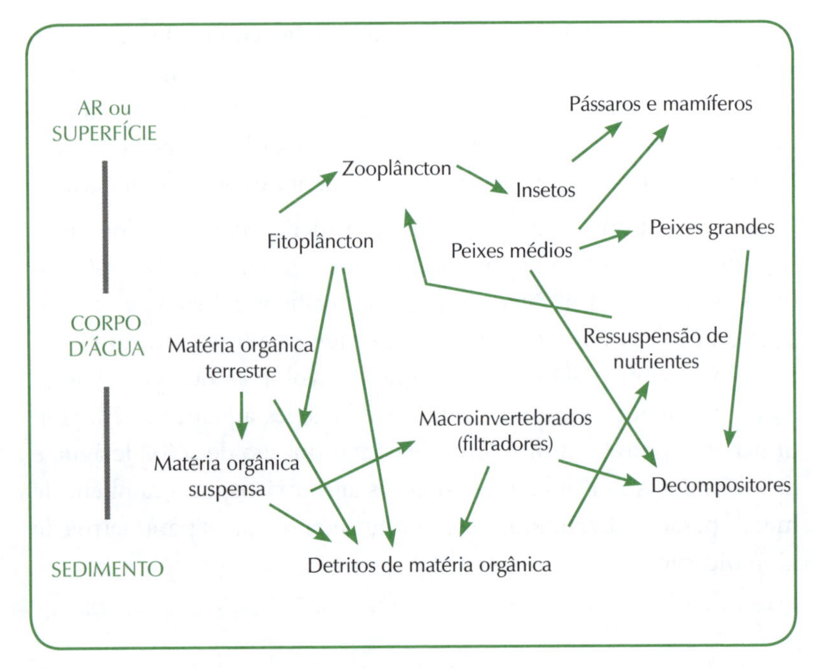


**Figura 34.2** - Teia alimentar de ambiente aquático.

Para os estudos de bioindicação, necessita-se de ambiente com variáveis controladas, como temperatura e umidade, que interferem no seu crescimento epodem ser confundidas com efeitos do agente poluidor. Além disso, é preciso não só estabelecer as condições de cultivo ou de criação dos organismos escolhidos, mas eles também precisam ser facilmente cultiváveis e não apresentar perda de vigor durante o estudo, para que as respostas às quantidades conhecidas do contaminante adicionado no compartimento em estudo sejam realmente claras e verdadeiras. Uma vez escolhido e cultivado o organismo, deve-se levar em conta que a técnica de verificação da bioindicação tem que ser de fácil observação e interpretação, para comparação com os mesmos organismos em condições controle, isto é, sem a presença do poluente.

Ao se observar a bioindicação deve-se ter em mente que, embora se fale em diferentes ecossistemas como, por exemplo: ecossistemas edáfico; aquáticos de água doce, salobra ou salgada; urbano e aéreo, todos eles têm interligações em determinadas áreas da natureza e os efeitos num organismo podem indicar possíveis reflexos nos outros organismos de todos esses ambientes. Por exemplo, insetos podem fazer parte de diferentes redes alimentares ao servir de alimentos para peixes e também anfíbios no solo e pássaros, que vivem no solo e no ar. Entretanto, do ponto de vista didático, muitas vezes é mais fácil citar os ecossistemas onde vivem os bioindicadores.

Assim, organismos biomonitores provenientes de ambientes naturais que, a partir de observações e detecções de contaminação, também preencherem as condições de sobrevivência, nicho ecológico, posição trófica e facilidade de cultivo podem ser utilizados como bioindicadores em estudos. Por exemplo, a observação e a verificação de contaminação de organismos bivalves provenientes de atividade pesqueira de ambientes naturais, mas que puderam ser cultivados sob condições controladas de laboratório fizeram desses organismos não só biomonitores de contaminação na natureza, mas bioindicadores de elementos e compostos deliberadamente administrados em estudos dos efeitos de contaminantes, e indicadores também da possibilidade de contaminação, bioacumulação e biomagnificação dos contaminantes em outros organismos de níveis tróficos superiores. Há relatos na literatura científica sobre biomagnificação de poluentes da base para o ápice de diferentes cadeias tróficas. Também já se verificou que os níveis de agrotóxicos organoclorados (HCB, oxiclordano e DDE) no sangue de uma gaivota polar (*Larus hyperboreus*), que é um predador de topo de teia alimentar ártica, se relacionaram com baixas performances reprodutivas e baixa sobrevivência de adultos.

Portanto, ao se verificar bioacumulação de contaminantes deve-se imaginar como essa contaminação poderá afetar outros organismos e segmentos do ambiente. Desta forma, se verifica o potencial de abrangência de resposta que um organismo pode dar em relação às relações biológicas na natureza. Entretanto, como é praticamente impossível se fazer uma relação direta entre a presença do contaminante e a mudança na composição de espécies do ecossistema, a extensão de tais conexões só pode ser feita de acordo com a existência de relações funcionais de dependência entre os organismos e, na maioria das situações, a mudança química detectada pode atuar como um aviso precoce da possibilidade de mudança futura na composição de espécies daquele ambiente. Pode-se citar como exemplo resultados científicos sobre tratamentos com herbicidas que resultaram em decréscimo na sobrevivência, na reprodução e no tempo de desenvolvimento de duas espécies de organismos, de diferentes níveis tróficos, isto é, uma espécie ubíqua de zooplâncton (*Simocephalus vetulus*, da família das dáfnias) e uma espécie comum de anfíbio (a rã *Rana pipiens*). Observou-se também redução de atividade de organismos da fauna do solo que foi relacionada com a presença de poluentes. Os estudos também revelaram que a maneira como o poluente entra no ambiente pode ser algumas vezes mais importante do que sua composição, pois de acordo com a forma de entrada no ambiente, o contaminante atinge mais rapidamente algumas populações como, por exemplo, aplicações de agrotóxicos na superfície do solo atingem diretamente os organismos microartrópodes que ali predominam.

Os métodos de detecção de bioindicação incluem métodos bioquímicos baseados em detecção da bioacumulação no organismo, ou baseados em respostas que o contaminante provoca nos organismos. Mudanças do conteúdo enzimático ou no peso em minhocas, por exemplo, podem ser respostas de bioindicação à presença de agrotóxicos no solo. Os critérios para avaliação da bioindicação devem contemplar as seguintes informações: a resposta de bioindicação deve ser objetiva; o estudo de bioindicação deve ser reprodutível e a bioindicação deve ser derivada de medidas reais. Desta forma, os bioindicadores indicam exposição ao contaminante; ajudam a identificar os mecanismos de toxicidade; fornecem aviso inicial de problema iminente no ambiente; fornecem indicações iniciais de recuperação/remediação do ambiente; são importantes para ligar causas (agente de estresse, como os agrotóxicos) aos efeitos ecologicamente relevantes, e podem ser incorporados nas avaliações de riscos ecológicos. Os resultados das medidas com bioindicadores podem indicar mudanças ou tendências para o ecossistema ou algum de seus componentes, que transmitem informações úteis para tomadas de decisões. Os dados serão ainda mais importantes se forem representativos da população alvo e comparáveis através do tempo e do espaço.

A verificação de contaminação do ambiente pode ser mais fácil e é mais frequente do que a determinação de sua relação com as respostas ecológicas. Isto ocorre porque nem sempre os níveis de contaminação do solo ou da água se relacionam diretamente com a quantidade de contaminante disponível para a biota edáfica ou aquática, e esses níveis são considerados apenas como previsores fracos do risco de contaminação biológica e de toxicidade. Nestes casos, o mais importante seria avaliar quanto do contaminante presente na matriz ambiental está disponível para absorção ou contaminação de organismos, isto é, quanto do contaminante é biodisponível. Para se avaliar a biodisponibilidade do contaminante, as técnicas que utilizam organismos bioindicadores são mais realistas do que só a verificação da presença de contaminante no ambiente. Assim, métodos de biomonitoramento que avaliam diretamente a contaminação de organismos em vez de avaliar a quantidade do contaminante no solo ou na água, por exemplo, podem fornecer uma avaliação melhor da biodisponibilidade do contaminante. Entretanto, a avaliação da contaminação da matriz ambiental complementa a informação sobre a dinâmica do processo de bioacumulação. Mas, conforme já foi mencionado, essas análises requerem métodos analíticos que são frequentemente caros, complicados e laboratórios muito especializados. Além de tudo isso, os limites de detecção das substâncias poluentes nas diferentes técnicas de análise podem variar muito. Mesmo para a análise da contaminação do bioindicador, apesar do grande progresso de métodos e equipamentos de análise, ainda não há métodos de referência que estejam validados mundialmente para todos os compostos e matrizes. Sabe-se, entretanto, que o método de detecção mais robusto será aquele que implementar várias técnicas complementares de baixo custo e fornecer uma resposta inequívoca. Reconhecendo-se as limitações e benefícios dos diferentes métodos, conclui-se que os bioindicadores fornecem informações sobre os possíveis efeitos de concentrações conhecidas e sobre o impacto que o poluente pode causar, pois, quando biodisponível, o agrotóxico pode exercer diferentes efeitos no organismo, independentemente do local de origem.

# Bioensaios com Bioindicadores

# 35

Já há muitos organismos sendo utilizados como bioindicadores em estudos e que foram, inclusive, escolhidos como organismos-teste para bioensaios, que são testes ecotoxicológicos definidos e adotados por organizações internacionais que estabelecem normas de gestão do ambiente, tais como a Organização para a Cooperação e Desenvolvimento Econômico (OECD) e a Organização Internacional para Padronização (ISO). Esses testes ou bioensaios são feitos para determinar quantitativamente os efeitos ecológicos de substâncias químicas sintéticas, como os agrotóxicos e desinfestantes. Eles usam espécies individuais que representam um nível de organização biológica intermediário entre as funções subcelulares e as interações comunidade-ecossistema. Como já estão plenamente estabelecidos, esses bioensaios também têm sido adotados para registro de agrotóxicos em diversos países. Isto acontece inclusive no Brasil, cujas instruções sobre a avaliação ambiental dos agrotóxicos e substâncias afins, considerando as diferentes condições edafoclimáticas e os modos de aplicação desses compostos estão na Portaria Normativa nº 84 de 15 de Outubro de 1996 do Instituto Brasileiro do Meio Ambiente e dos Recursos renováveis (IBAMA).

Os bioensaios são testes conduzidos sob condições controladas e reprodutíveis para determinar quantitativamente a presença, as características, a especificidade e a potência da concentração de um poluente, medindo-se efeitos específicos. Isto é, medem-se respostas de sistemas biológicos a agentes de estresse, tais como: morte; disfunções na reprodução, na respiração ou comportamentais; efeitos prejudiciais sobre o crescimento e o desenvolvimento de organismos, ou sobre um tecido isolado. Os testes e os organismos-testes devem ser selecionados com base em critérios taxonômicos, ecológicos, toxicológicos e de exposição química, entre os quais são particularmente importantes a sensibilidade e o tipo de reação de estresse dos organismos.

Dependendo da duração do tempo de exposição ao xenobiótico , podem-se distinguir três tipos de bioensaios toxicológicos:

- **teste de toxicidade aguda**: determina se uma única exposição a uma determinada substância pode produzir um efeito crítico ou uma reação de tensão num organismo teste. Determina a $DL_{50}$ ou dose letal média, que é a quantidade de uma determinada substância que provoca a morte de pelo menos 50% da população;
- **teste de toxicidade subcrônica**: deriva de informação de teste de toxicidade aguda e utiliza frações da $DL_{50}$ em estudos que têm duração entre 14 e 19 dias. Esse teste, ao contrário do teste agudo, inclui um grupo controle sem tratamento com o poluente, que fornece resposta sobre a relação do estresse com o tratamento. Esse tipo de teste ainda identifica os primeiros efeitos de acumulação das substâncias tóxicas e estabelece a dose para ser usada nos testes de toxicidade crônica;
- **teste de toxicidade crônica**: envolve populações maiores do organismo-teste para determinar o que acontece após o período de uma vida de exposição ao poluente. Ele inclui estudos carcinogênicos, teratogênicos e efeitos reprodutivos de longo prazo.

Esses testes são feitos com plantas macrófitas aquáticas do gênero *Lemna* sp.; com *Chironomus tentans* e *Chironomus dilutus* que são mosquitos da ordem Diptera, cujas larvas são aquáticas; testes de toxicidade aguda e crônica, e crescimento populacional, com os microcrustráceos do gênero *Daphnia* (*Daphnia magna* (Figura 35.1), *Daphnia pulex*, *Daphnia similis*, *Ceriodaphnia dubia*) e o anfípodo *Hyalella azteca*, todos também de água doce; testes de reprodução dos pequenos oligoquetas *Enchytraeus albidus* que servem de alimento a peixes, e teste de toxicidade para os também oligoquetas endobentônicos aquáticos *Lumbriculus variegatus*. Testes de crescimento de peixes pequenos como *Danio rerio* ("*zebrafish*", que é asiático e aqui chamado de Paulistinha); *Oncorhynchus mykiss*, conhecido como truta arco íris, espécie exótica, mas hoje amplamente cultivada no Brasil e o *Oryzias latipes* ou peixe dourado ou Medaka Japonês que tem sido usado para indicar a pureza de corpos de água doce.

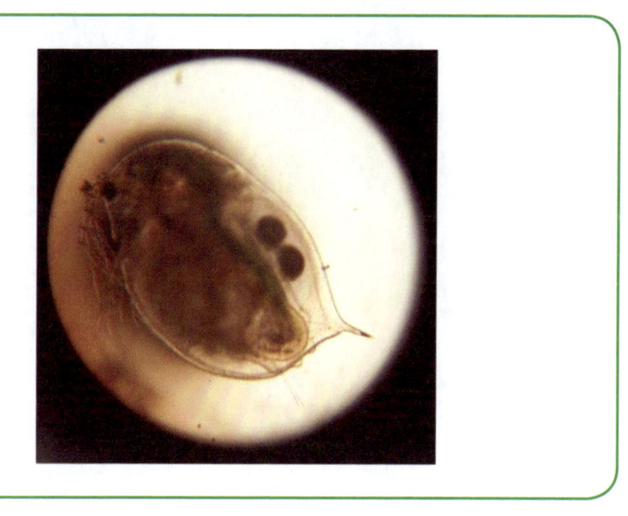

**Figura 35.1** - *Daphnia magna* ou pulga-d'água vista sob microscópio.

Como representantes do solo existem testes estabelecidos para bioacumulação, efeito sobre a reprodução e toxicidade aguda de agrotóxicos em minhocas *Eisenia fetida* e *Eisenia andrei*; de transformação de carbono e nitrogênio por micro-organismos edáficos após tratamento do solo com quantidade conhecida de agrotóxico, e teste de biomineralização de agrotóxicos também pelos micro-organismos do solo. No Brasil, até o presente, o IBAMA solicita os testes de toxicidade aguda em minhocas; o de biodegradabilidade de agrotóxicos pelos micro-organismos do solo, e aceitam-se resultados obtidos por meio de métodos e procedimentos fixados em Resoluções decorrentes de acordos ou tratados internacionais dos quais o Brasil é signatário.

Ainda no solo citam-se testes com duas espécies de colêmbolos, *Folsomia candida* e *Folsomia fimetaria* que têm sido muito usadas em testes ecotoxicológicos, mas ainda não fazem parte dos testes adotados pelos organismos internacionais.

# Seleção de Organismos Bioindicadores

# 36

Além de todas as características já descritas como necessárias para caracterizar um organismo como bioindicador, alguns autores dividem os bioindicadores de indicação de exposição a agrotóxicos principalmente em três grupos:

- ***bioindicadores de dose***: que dão as medidas dos agrotóxicos e/ou de seus metabólitos ou em tecidos, ou em fluidos de secreção ou de excreção, no ar exalado, ou em qualquer combinação deles, para avaliar os riscos de exposição aos agrotóxicos na saúde do organismo e compará-los com um controle apropriado;
- ***bioindicadores de efeito***: medidas de efeitos relativamente não adversos e reversíveis em resposta a uma relação dose:efeito conhecida;
- ***bioindicadores de dose efetiva***: medidas dos efeitos da ligação do agrotóxico ou outros poluentes em receptores celulares específicos.

Outros autores ainda indicam **critérios necessários para seleção de bioindicadores**:

- ***credibilidade científica***: por meio de evidências dos estudos e por meio de aceitação geral na comunidade científica;
- ***facilidade de interpretação***: o bioindicador precisa ser significativo o suficiente para permitir que os especialistas tirem conclusões;
- ***relevância para formulações de políticas***: o bioindicador precisa ser de importância pública significativa ou de interesse dos formuladores de políticas;
- ***definição/verificação dos critérios***: definido de tal forma que a maioria das pessoas entenda qual o critério ou o que está sendo medido. Ou algo que possa ser verificável, por exemplo, testes cujos resultados tenham repetibilidade.

De qualquer forma, quando se está selecionando um possível bioindicador, o objetivo é selecionar indicadores biológicos que variem somente em função da perturbação e que sejam imunes à variabilidade associada com os recursos naturais ou geográficos. Ao mesmo tempo, os estudos devem levar em conta que os processos de bioacumulação e absorção que ocorrem nos seres vivos são ativos porque ocorrem em biomassa viva, que estão em constante metabolismo e, por isso, muitas vezes ocorre concomitantemente uma biodepuração, que é a reversibilidade da bioacumulação. Bioacumulação e biodepuração podem ocorrer ao mesmo tempo porque são processos dinâmicos no ser vivo e, ao mesmo tempo em que ocorre absorção, pode ocorrer excreção do agrotóxico ou seus metabólitos produzidos nos organismos. Deve-se levar em conta ainda que esta dinâmica depende e é controlada pelo metabolismo do organismo bioindicador e, por isso, a taxa de bioacumulação depende de fornecimento de nutrientes para sua sobrevivência. Finalmente, também devem ser conhecidas as características ecológicas das espécies estudadas porque este conhecimento auxilia a compreensão dos efeitos ecológicos da bioacumulação nos organismos dos ecossistemas.

Sabe-se que os organismos também reagem a características do próprio ambiente. Por exemplo, enquitreídeos são sensíveis ao conteúdo de argila do solo e evitam solo com pH baixo. Por isso, recomenda-se uma seleção apropriada de desenhos experimentais que levem em consideração as necessidades e preferências dos organismos utilizados como bioindicadores para que os resultados obtidos possam ser bem interpretados.

Folhas de *Tradescantia pallida*, que é uma planta ornamental conhecida popularmente como coração-roxo ou trapoeraba (Figura 36.1); líquens (Figura 36.2) e o musgo *Hypnum cupressiforme*, por exemplo, têm sido usados como biomonitores de poluição do ar. Entretanto, não são bioindicadores, pois não permitem inferências sobre o potencial de biomagnificação no ecossistema, porque suas relações com outros organismos não são específicas. Esta é uma limitação significante para avaliações no nível de ecossistema. Desta forma, se verifica que bioacumulação e bioconcentração ao longo da cadeia alimentar são medidas importantes porque levam à contaminação cada vez maior dos organismos dos níveis superiores da pirâmide trófica. Além disso, ainda se verifica que para serem caracterizados como bioindicadores, as respostas ou reações dos organismos devem fornecer informações que possam ser transferidas para avaliações nos diferentes níveis tróficos e, por isso, necessita-se um bom conhecimento de ecologia e do comportamento da espécie.

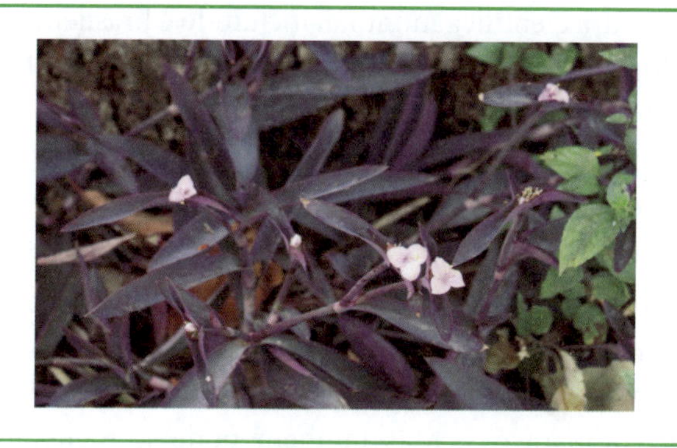

**Figura 36.1** - *Tradescantia pallida.*

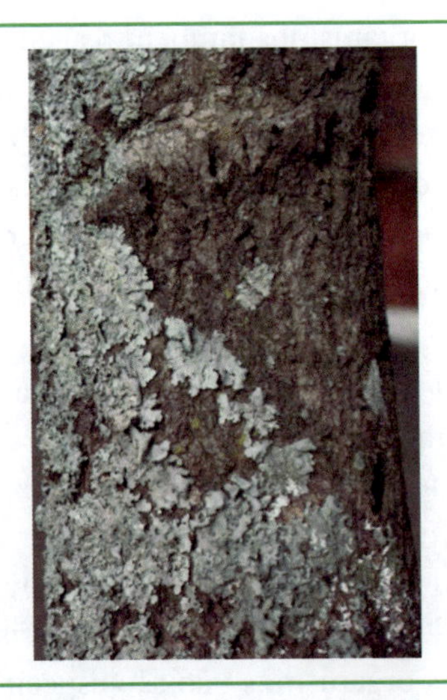

**Figura 36.2** - Líquens sobre tronco de árvore.

Por outro lado, já se verificou que acículas de *Pinus silvestris*, o pinheiro-bravo, mostraram uma boa correlação com poluição de ar por poluentes orgânicos persistentes (POP), classificação que inclui vários agrotóxicos organoclorados. Como essa planta tem sido usada como planta medicinal, tem uma relação mais evidente com pássaros e outros organismos que entram em contato direto com a árvore ou com seus resíduos no solo, ela tem potencial para uso como bioindicador.

Na literatura científica mundial, incluindo a brasileira, há estudos ecotoxicológicos e alguns sobre bioindicação de diferentes doses de diferentes princípios ativos de agrotóxicos que utilizam organismos aquáticos como *Daphnia*; o anfípodo *Hyalella azteca*; bivalves: de estuário (*Mytella guyanensis*, Figura 36.3), de mar (*Perna perna*, Figura 36.4) e de água doce (*Anodontites trapesialis* e *Anodontites trapesialis*).

No solo, os organismos mais populares têm sido as minhocas *Eisenia fetida* e *E. andrei* (Figura 36.5) criadas em laboratórios de pesquisas internacionais e também no Brasil e por isso os resultados permitem comparações. Mas também pode-se mencionar outros oligoquetas, como *Lumbricus rubellus* e *L. terrestris* que também têm sido usados em muitas pesquisas. Apesar de haver interesse de se efetuar testes e estudos de bioindicação com as minhocas mais abundantes do Brasil - a *Pontoscolex corethrurus* (Figura 36.6) - as várias tentativas de cultivá-las em condições controladas ainda não deram bons resultados.

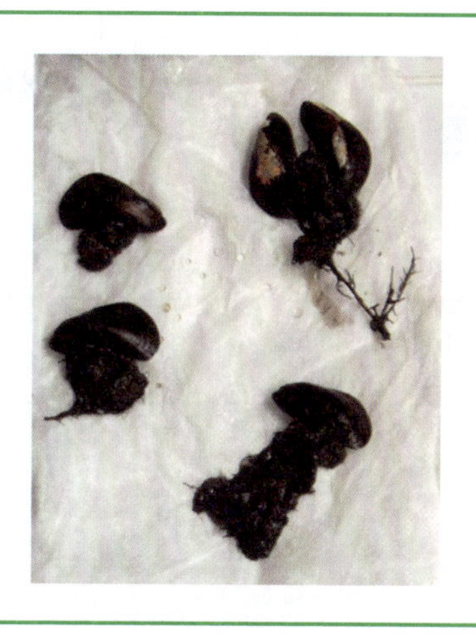

**Figura 36.3** - Bivalve de estuário *Mytella guyanensis*.

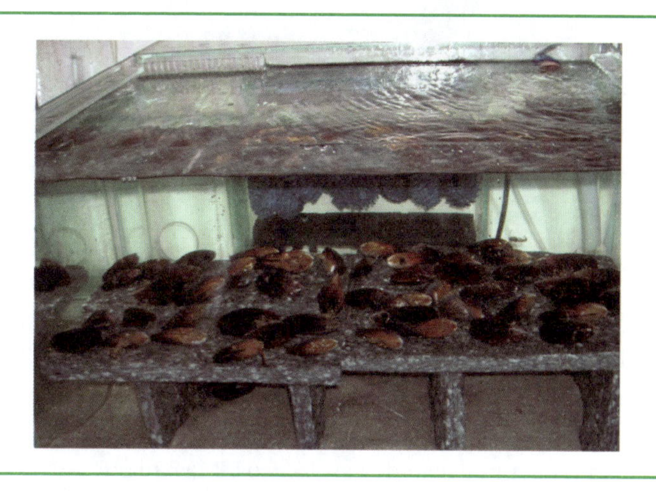

**Figura 36.4** - Bivalve de mar *Perna perna*.

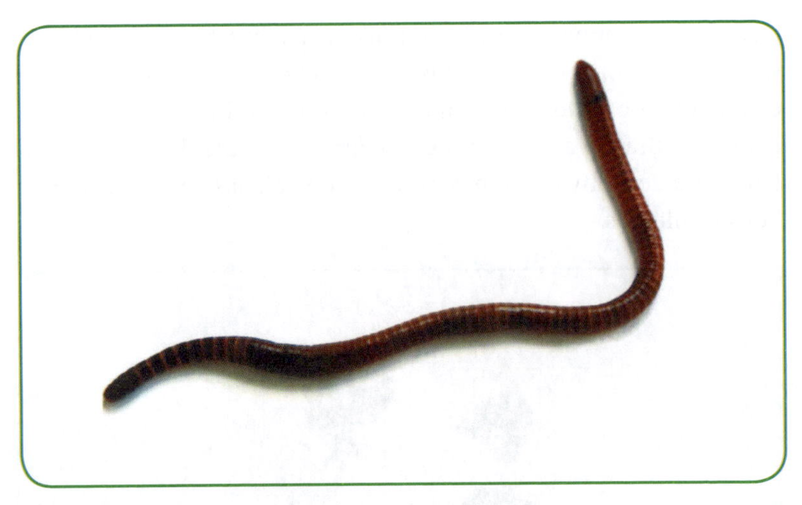

**Figura 36.5** – Minhoca *Eisenia andrei.*

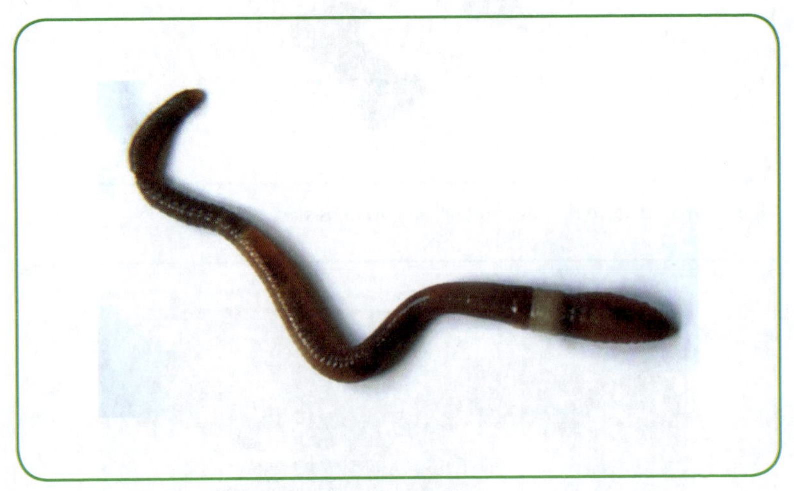

**Figura 36.6** – Minhoca *Pontoscolex corethrurus.*

Algumas plantas gramíneas, principalmente *Panicum maximum*, ou capim colonião (Figura 36.7), e também a fava (*Vicia fava*) já mostraram bom potencial de bioindicação, principalmente porque elas se adaptam bem a cultivo. Entretanto, elas ainda não foram testadas para bioacumulação de agrotóxicos. Mas, plantas de berinjela

(*Solanum melangena*) exibiram redução significativa na fotossíntese, na transpiração e na condutância de estômatos durante seis horas após aplicação do inseticida dimetoato. Desse modo se percebe que há nessa área muitos biomarcadores que podem ser explorados também em plantas como bioindicadores.

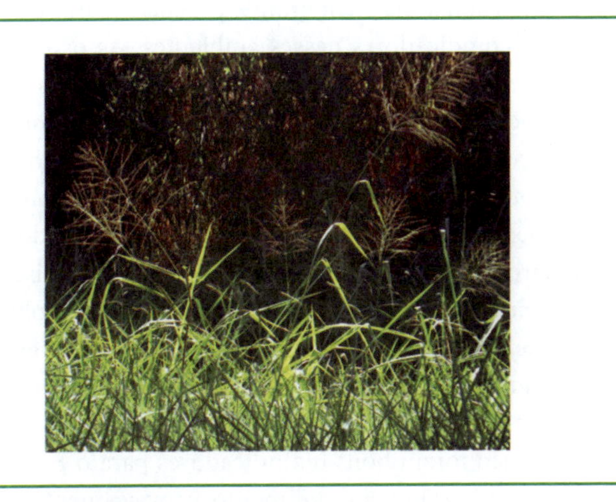

**Figura 36.7** - Capim colonião *Panicum maximum*.

Várias pesquisas têm sido feitas com diferentes organismos e demonstram potencial de resposta bioindicadora muito clara e, muitas vezes, de custo pequeno. Por exemplo, medidas de efeitos visuais simples, como a mudança na pigmentação de plantas lentilha d'água (*Lemna minor*), assim como seu conteúdo de clorofila também podem ser usadas como bioindicadores da presença e da quantidade de agrotóxicos em corpos de água doce. Entre as macrófitas aquáticas também estudadas como bioindicadores destaca-se a *Salvinia auriculata* pela sua ampla distribuição, mas principalmente pela resposta de alterações morfológicas devido à presença de metais na água.

A contaminação de sedimentos de zonas costeiras tem se mostrado um problema crescente por afetar desfavoravelmente a biodiversidade e o funcionamento de ecossistemas de estuário e da costa. Então, além das importantes análises da contaminação dos sedimentos, organismos selecionados em estudos prévios como bioindicadores da contaminação dessas áreas poderiam ser monitorados regularmente. Dada a importância das algas bentônicas, como organismos que vivem na camada superficial de sedimentos de estuário e zonas fóticas costeiras, que fazem fotossíntese e servem de alimento a muitos organismos, elas têm grande potencial para serem pesquisadas como bioindicadores desses ambientes. As ostras de cultivo comercial *Crassostrea rhizophorae* que crescem em estuários já se mostraram boas bioindicadoras para bioacumulação e depuração de metais e, por isso, têm potencial para estudos de bioindicação também de agrotóxicos. Os copépodes bentônicos (*Amphiascus tenuiremis*) também já têm sido estudados como bioindicadores da presença de agrotóxicos no sedimento marinho. Os mariscos *Mytella guyanensis* bioacumularam e retiveram fortemente o poluente organicamente persistente (POP) hexaclorobenzeno (HCB) em seus tecidos, o que indica que poderiam ser usados para fornecer informação sobre contaminação com HCB em períodos longos. Já os mexilhões *Perna perna* não foram bons bioindicadores para o HCB quando a fonte da contaminação era o sedimento, provavelmente porque eles vivem sobre pedras, na coluna d'água e a solubilidade do HCB em água é infinitamente pequena. O camarão *Palaemonetes pugio* é muito importante em estuários como alimento de peixes e é atuante na decomposição de substâncias orgânicas; por isso, também tem sido usado em testes ecotoxicológicos e como organismo bioindicador de efeitos de agrotóxicos em água e sedimento desse ambiente.

Entretanto, os corpos de água doce são os potencialmente mais afetados por agrotóxicos e desinfestantes porque ficam mais próximos de áreas agricultáveis e urbanas onde esses compostos são usados. Por isso, os peixes acará (*Geophagus brasiliensis*), que é espécie nativa do Brasil; tilápia (*Oreochromis niloticus)*, que é invasora, mas abundante nos rios brasileiros, assim como bagres (vários peixes da ordem Siluriformes; *Bagre* sp.); jundiá (*Rhamdia quelen*), cujo cultivo está aumentando no sul do Brasil; lebiste ou guaru (*Poecilia reticulata*); curimba (*Prochilodus lineatus*); peixes-gato (*Clarias batra-*

*chus*) e paulistinha (*Danio rerio*) têm sido usados como organismos biondicadores para avaliação dos efeitos, principalmente, de metais e agrotóxicos. Os efeitos são avaliados por meio de medidas dos efeitos sobre o índice de condição (razão entre o peso dos tecidos moles (g) e ou o peso total dos organismos (g), ou o comprimento$^3$ (cm)$^3$, multiplicado por 100); sobre a reprodução, e sobre a atividade de várias enzimas importantes no metabolismo, tais como, acetilcolinesterase, aminotransaminase alanina, aspartato amino transaminase e desidrogenase glutâmica, por exemplo.

Além dos peixes, também organismos mais simples como algas, rotíferos, planárias e até insetos aquáticos têm sido usados em estudos de bioindicação. Por meio desses estudos já se verificou que alguns agrotóxicos podem exercer efeitos crônicos em camarões de água doce (*Paratya australiensis*), em organismos flagelados fototróficos do zooplâncton (*Cryptomonas* sp.), em ciliados planctônico predadores de algas (*Urotricha furcata*) e insetos (*Chironomus riparius*) que são alimentos de peixes.

Mudanças de comportamento como diminuição na locomoção e nos movimentos peristálticos de oligoquetas aquáticos, como *Lumbriculus variegatus*, também têm sido usados como bioindicadores para avisos precoces de efeitos de poluentes. Essas mudanças comportamentais podem afetar a estabilidade do ecossistema, pois limitam a capacidade de fuga à captura e aumentam o risco de predação.

O herbicida atrazina presente em solução aquosa foi rapidamente bioacumulado em bivalves de água doce; mas há indicações que também ocorra depuração concomitantemente à bioacumulação. O atrazina também exerceu efeito no caramujo *Marisa cornuarietis* e este efeito foi maior do que no peixe paulistinha *Danio rerio*, demonstrando a importância de estudos comparativos. A bioacumulação de POPs (DDT, seus isômeros e metabólitos; HCB; lindano ou gama-HCH, entre outros) também já foi detectada até em macroinvertebrados de água doce de zonas dos Alpes. O desenvolvimento e a reprodução do *Simocephalus vetulus*, que é um organismo do zooplâncton de água doce, foram afetados pela presença do herbicida triclopyr, que é bastante utilizado em pastagens.

O também herbicida diquat afetou a fecundidade de caramujos de água doce *Lymnaea stagnalis* e o inseticida deltametrina alterou o metabolismo de lipídios do caramujo *Lymnaea acuminata*. Em *Lymnaea stagnalis o* herbicida atrazina causou um decréscimo na permeabilidade da membrana de lisossomos, indicando um declínio na saúde desses organismos. Como esses caramujos são organismos da base de teias alimentares podem também ser utilizados bioindicadores.

Além da influência dos agrotóxicos sobre os organismos, estes também podem degradar os agrotóxicos e, assim, alterar a biodisponibilidade e a bioacumulação. Isto já foi amplamente demonstrado com micro-organismos, mas também com alguns organismos da macrofauna, como o anelídeo oligoqueta aquático (*Lumbriculus variegatus*) que degradou os inseticidas piretroides bifentrina e permetrina presentes em sedimentos que são seu alimento. O *L. variegatus* também bioacumulou clorpirifós e atrazina, sendo que o clorpirifós em maior intensidade; mas, para ambos compostos os fatores de bioacumulação (FBA) foram menores quanto maior o conteúdo orgânico do sedimento. Isto demonstra a importância da interação entre agrotóxicos e os componentes ambientais e os organismos.

Não só animais, mas também a planta aquática *Salvinia natans* demonstrou bom potencial bioindicador em corpos de água doce porque reage a substâncias e elementos contaminantes por meio de enzimas antioxidantes. As plantas aquáticas junco (*Juncus effusus*) e alface d'água (*Ludwigia peploides*) bioacumularam agrotóxicos, sendo que o herbicida atrazina foi mais bioacumulado por junco e o inseticida fitossanitário piretroide lambda-cialotrina foi mais bioacumulado na alface d'água, demonstrando a importância de se avaliar o potencial de bioindicação caso a caso.

Mas com exceção dos recifes de corais, o ecossistema de maior biodiversidade do planeta é o solo. Ele é importante como fonte de água e nutrientes para plantas e outros organismos; como agente tamponador de mudanças de temperatura e do fluxo de água entre a atmosfera e as águas subterrâneas; atuando como reservatório de nutrientes e como habitat para organismos decompositores da matéria orgânica. Além disso, o solo é a base para a agricultura e a produção de alimentos, porque é de onde as plantas obtêm os nutrientes e o suporte necessários para seu crescimento, e esse fornecimento tem relação direta com os organismos do solo. Ao mesmo tempo, a atividade da microbiota e da mesofauna presentes no solo se relaciona com as funções benéficas do solo, isto é, com a decomposição e ciclagem de nutrientes, com a infiltração e armazenamento de água, com a supressão de organismos nocivos e também com a desintoxicação de poluentes. Além disso, no ecossistema global o solo é o componente intermediário entre as plantas e as águas de superfície e subterrâneas e, ao contrário do que ocorre no ar e na água, as substâncias não se dispersam facilmente no solo; ele é capaz de absorver grandes quantidades de poluentes sem sofrer grandes transformações, mas sua recuperação é difícil após grandes perturbações.

Assim, verifica-se que o solo é também um ambiente de grande dinamismo físico, químico e biológico; é onde a manutenção da abundância e da diversidade dos organismos é importante para a produção agrícola e onde as perturbações podem gerar consequências para as águas e para outros seres vivos. Verifica-se, portanto, que a poluição do ecossistema edáfico pode ter consequências importantes para todas as formas de vida e na qualidade de alimentos, da água e da atmosfera. Os efeitos de poluentes sobre a atividade da microbiota e a fauna edáficas indicam deterioração desse ambiente tão importante e podem prejudicar a produção agrícola.

Já se demonstrou a importância da presença de agrotóxicos no solo sobre a contaminação de águas de superfície e subterrâneas ao se comparar a toxicidade de água lixiviada do perfil de solo tratado com o herbicida alaclor sobre as seguintes espécies usadas em testes já padronizados: a alga *Pseudokirchneriella subcapitata* e o microcrustáceo cladócero *Daphnia magna*, e sobre organismos autóctones como a alga *Aphanizomenon flos-aquae* e o cladócero *Daphnia longispina*.

Nesse compartimento do ecossistema, a microbiota é extremamente importante porque atua nos processos de degradação da matéria orgânica, na ciclagem de nutrientes provenientes desse processo e na própria degradação dos agrotóxicos, de tal forma que sua atividade faz parte de um dos testes ecotoxicológicos reconhecidos internacionalmente, isto é, o teste de biodegradabilidade de agrotóxicos no solo. Apesar da importância que a microbiota tem nesses processos citados, há grupos de pesquisadores que avaliam que a fauna do solo tem vantagens sobre a microbiota como bioindicadores porque está um ou dois degraus acima dos micro-organismos na escala trófica, servindo como integradores das propriedades físicas, químicas e biológicas relacionadas com os recursos alimentares. Apontam também para o tempo de gerações da fauna edáfica (de dias a anos), que é maior do que o de micro-organismos metabolicamente ativos (de horas a dias), o que tornaria a fauna mais estável e não simplesmente flutuante, como os micro-organismos após fornecimento esporádico de nutrientes. Mas há inúmeros trabalhos que utilizam as mudanças de reações da microbiota, como as de produção de dióxido de carbono ou de metano nos processos de respiração; mudanças no conteúdo de carbono e de nitrogênio da biomassa microbiana e na atividade de enzimas de micro-organismos edáficos (fosfatase ácida, urease, protease e desidrogenase, por exemplo) como bioindicadores, e cujos resultados mostram claramente os efeitos de agrotóxicos no solo.

Entre os componentes da mesofauna edáfica que têm sido importantes como bioindicadores citam-se os nematoides, colêmbolos e ácaros, sendo que os nematoides são os que têm sido mais frequentemente usados com esse fim, provavelmente porque são os que têm mais informações disponíveis sobre taxonomia e alimentação; podem fazer parte de, pelo menos, cinco grupos tróficos e ocupam uma das posições mais importantes na teia alimentar de detritos. Apesar de existirem nematoides parasitas de raízes de plantas (que causam prejuízos nas colheitas agrícolas e, por isso, são o grupo mais estudado), a maioria dos nematoides não é parasita e é benéfica aos processos físicos e químicos que ocorrem do ecossistema edáfico. Além disso, os nematoides são amplamente difundidos nos inúmeros tipos existentes de solo e, certas espécies são as últimas a morrer em áreas poluídas, principalmente porque podem sobreviver a dessecamento e reanimar-se com o restabelecimento da umidade do ambiente. Como se alimentam da microbiota, os nematoides regulam a taxa de crescimento e o metabolismo da comunidade microbiana, controlando assim, também as taxas de decomposição da matéria orgânica.

Também já se verificou que a estrutura das populações e as funções dos nematoides podem mudar em consequência de práticas de manejo do solo, tais como: por adição de nutrientes após fertilização com nitrogênio orgânico ou inorgânico, cultivo, mudança do pH do solo por calagem, drenagem, composição e idade da comunidade vegetal, e presença de substâncias tóxicas, agrotóxicos e desinfestantes por exemplo. Estas propriedades caracterizam plenamente os nematoides como bioindicadores.

Por meio do nematoide *Caenorhabditis elegans* já se demonstrou que os efeitos de agrotóxicos podem ocorrer ao nível de expressão gênica de proteínas como metalotioneína (relacionadas com ação antioxidante) e vitelogenina (envolvida nos processos reprodutores), com a atividade da acetilcolinesterase (importante na regulação dos níveis de acetilcolina, um neurotransmissor que ocorre em organismos de todos os níveis tróficos, que em excesso nos organismos superiores pode causar desde salivação excessiva até espasmos musculares e morte), e com atrasos no desenvolvimento, mostrando que a toxicidade pode ocorrer em múltiplos níveis de organização dos organismos. Este mesmo organismo já serviu de modelo para demonstrar a indução de formação de proteínas de choque térmico (relacionadas com respostas a estímulos estressores) e inibição de alimentação por efeito do inseticida cipermetrina. Além disso, os nematoides de solo são também bons bioindicadores das condições químicas de solo de áreas urbanizadas.

Entretanto, outros organismos da mesofauna edáfica também têm sido estudados como bioindicadores de poluentes. Entre os enquitreídeos, não só o *Enchytraeus albidus* já utilizado em testes ecotoxicológicos, mas também o *Fridericia peregrinabunda* foi indicado como bioindicador para a presença de metais pesados no solo e, como ele também é amplamente detectado em solos, inclusive do

Brasil, pode ser testado para bioindicação de agrotóxicos. O isópode *Porcellionides pruinosus*, o tatuzinho de jardim, mostrou que a absorção do agrotóxico lindano se dá muito mais pelo contato com ambiente contaminado do que via alimentação. A comparação entre *Enchytraeus albidus* e *Porcellionides pruinosus* para rejeição a solo tratado com diferentes agrotóxicos mostrou que o primeiro foi sempre mais sensível do que o isópode e rejeitou mais o solo tratado. Também em relação à rejeição a solo contaminado, já se verificou que tanto minhocas *Eisenia andrei*, quanto o colêmbolo *Folsomia candida* e o enquitreídeo *Enchytraeus albidus* responderam rapidamente a solos tratados com os fungicidas benomil, carbendazim, com o inseticida e acaricida dimetoato e com o herbicida atrazina, comprovando-se a utilidade deste tipo de teste como bioindicador. Entretanto, alguns estudos demonstram que as características do solo são também muito importantes para a rejeição se manifestar mais claramente, indicando que os efeitos dependem da combinação do agrotóxico com o ambiente.

Também já se verificou que *Folsomia candida,* além de ser comprovadamente bom bioindicador, se mostrou ser mais sensível a baixas concentrações de agrotóxico quando havia a presença de metais pesados no solo. Além disso, por comparação com o colêmbolo *Proisotoma minuta*, verificou-se que *F. candida* foi mais sensível. Como a toxicidade é um processo dinâmico e as interações com os componentes intrínsecos do solo podem ser muito importantes, esse tipo de resultado mostra a importância de avaliações de características do ambiente e aponta para a possibilidade de ainda se achar outros organismos bastante sensíveis.

Ácaros mesostigmata de vida livre têm se mostrado bons indicadores de práticas agrícolas sustentáveis, mas a falta de pesquisas e informações a respeito da sua taxonomia, ciclo de vida e ecologia de espécies nativas em áreas naturais e manejadas continuam a retardar seu uso como bioindicadores.

Na macrofauna edáfica, os oligoquetas como os enquitreídeos, mas principalmente as minhocas, são os organismos mais estudados como bioindicadores, principalmente devido ao seu nicho ecológico. Sua importância é imensa visto que têm papel destacado na formação do solo; na decomposição de resíduos de plantas e ciclagem de nutrientes da matéria orgânica; na formação do húmus e de agregados de solo, onde a atividade biológica é mais intensa; no melhoramento da estrutura, fertilidade, porosidade e capacidade de infiltração, drenagem e retenção de água, ar e também no transporte de micro-organismos e nutrientes do solo, por meio dos canais formados por sua escavação e seus deslocamentos no solo. Nos processos de digestão das minhocas o solo é misturado com muco que ajuda na agregação de partículas, e a deposição de bolotas fecais, ou coprólitos, que contêm grandes concentrações de nutrientes ajuda na formação do húmus, na fertilidade do solo e ainda atuam na degradação de poluentes. Elas também auxiliam no controle de patógenos que podem ser inibidos por produtos de seu metabolismo ou por servirem de alimentos às minhocas. Portanto, as minhocas integram os processos físicos, químicos e biológicos do ecossistema edáfico. Por meio de seus deslocamentos e de ingestão de solo ou serapilheira contaminados, as minhocas entram em contato com poluentes que atingem ou são aplicados no solo e nele podem permanecer adsorvidos nas partículas minerais, na matéria orgânica e também na solução do solo. Elas podem ainda se expor e absorver os contaminantes da solução do solo por meio de contato direto e passagem pela parede dos músculos e pela cutícula da epiderme. A partir desse contato, as minhocas podem se intoxicar, morrer, ou sobreviver, incorporar e até bioacumular esses poluentes em seus tecidos.

Como as minhocas são alimento de vários animais, representam rota de transferência e possível biomagnificação de contaminantes ao longo de várias cadeias alimentares. Suas características também as qualificaram, principalmente as das espécies *Eisenia fetida* e *Eisenia andrei*, para testes de toxicidade para fins de registro de agrotóxicos junto aos órgãos regulamentadores de diversos países. Além da relativa facilidade de criação da *E. fetida* e *E. andrei*, as condições desses testes são internacionalmente aceitas e permitem padronização de estudos e comparações internacionais. Os testes com estas minhocas informam não só sobre a toxicidade dos compostos, mas também sobre comparação da toxicidade relativa às espécies endêmicas, e permitem avaliações preliminares em relação a intervalos de doses do poluente para os testes. Além disso, também a bioacumulação e testes de fuga ou rejeição a solos contaminados com metais pesados e derivados de petróleo têm sido feitos com minhocas de diferentes espécies e em países do mundo todo. Mas outras espécies também têm sido utilizadas em estudos de bioindicação, tais como: *Amynthas hawayanu*, *Aporrectodea nocturna*, *Aporrectodea caliginosa*, *Allolobophora icterica*, *Allolobophora chlorotica*, *Eudrilus eugeniae*, *Lumbriculus variegatus*, entre outras.

Elas têm sido usadas como bioindicadores por meio de mudanças sobre seu comportamento, por exemplo, no padrão de escavação, como também por medidas de alterações morfométricas de granulócitos e até por análises de expressão gênica como biomarcadores de efeito de contato com poluentes.

Por meio desses estudos se verificou, por exemplo, que as minhocas *Lumbriculus variegatus* bioacumularam glifosato e o Fator de Bioacumulação (FBA) foi maior quanto maior era a concentração do herbicida no solo. Já minhocas *E. fetida* apresentaram valores aproximados de FBA de glifosato, independentemente da concentração do herbicida no solo, mas o FBA foi maior quanto maior o tempo de contato das minhocas com os solos tratados. Por outro lado, repetidas aplicações de baixas doses de glifosato reduziram o peso de minhocas *Aporrectodea caliginosa*. Nota-se então, a complexidade das diferenças entre espécies bioindicadoras para interpretação dos efeitos de um mesmo composto.

O crescimento, a sobrevivência e a taxa de escavação da minhoca *A. caliginosa* diminuíram quanto maior foi o conteúdo do fungicida oxicloreto de cobre em seus tecidos, assim como aumentou sua rejeição a solo contaminado com o fungicida. O herbicida atrazina provocou mudanças significativas em enzimas como a glutationa-S-transferase (envolvida nos processos de desintoxicação) e na enzima catalase (envolvida com os processos oxidativos de defesa) de minhocas *Lumbriculus variegatus*, tendo-se apontado o intervalo entre quatro dias e uma semana como o melhor tempo para detecção e interpretação acurada da resposta enzimática. Por outro lado, minhocas *E. fetida* mostraram a importância do conteúdo de matéria orgânica do solo para bioacumulação do herbicida também triazínico simazina, pois o FBA foi maior quanto menor o conteúdo de matéria orgânica do substrato tratado. Em substratos mais ricos em matéria orgânica o FBA de paraquat em minhocas *E. fetida* foi maior quanto maior a quantidade do herbicida no substrato; já em substrato pobre em conteúdo orgânico o FBA de paraquat não variou, independentemente da quantidade do herbicida presente no substrato. Para o inseticida organoclorado endosulfan quanto maior o tempo de contato e a concentração presente no substrato, maior o dano no DNA de celomócitos (células relacionadas com a imunidade dos animais celomados) de minhocas *E. fetida*. Não só o agrotóxico, mas também a temperatura do ambiente podem influenciar a toxicidade sobre o bioindicador, pois já se demonstrou que carbendazim foi mais tóxico para minhocas *E. andrei* a 26 °C do que a 20 °C. Esses resultados alertam para o cuidado que deve ser tomado quando se pretende fazer previsões ou generalizações a partir apenas de dados obtidos em zonas de clima temperado e demonstram claramente a importância tanto do intervalo de tempo, como das características do ambiente nas interações dos organismos com os agrotóxicos.

Conforme foi explicado no *Capítulo 13*, um dos fatores que influenciam a biodisponibilidade dos agrotóxicos é o seu coeficiente de adsorção no solo (Kd), que traduz a distribuição do agrotóxico entre a fase sólida e a fase líquida do solo, após equilíbrio da molécula do agrotóxico na solução. Esse coeficiente é influenciado, principalmente, pelos conteúdos de matéria orgânica e de argila do solo. Essa influência foi também verificada com os inseticidas cipermetrina e clorfenvinfós, que foram mais tóxicos e mais bioacumulados em minhocas *E. fetida* quanto menor o conteúdo orgânico do solo, enfatizando o papel da adsorção de compostos nas partículas do solo sobre a biodisponibilidade e toxicidade dos compostos para as minhocas. Mas, o inseticida paration-etílico não exerceu qualquer efeito no peso e na acetilcolinesterase de minhocas *Aporrectodea caliginosa* independentemente do Kd do paration-etílico no solo, mostrando a independência desse fator na toxicidade deste inseticida às minhocas. Por outro lado, mostrou-se que os biomarcadores mais sensíveis de *A. caliginosa* para esse inseticida foram a atividade da colinesterase e algumas características do comportamento de escavação, como comprimento e ramificações dos túneis. O também organofosforado inseticida e acaricida profenofós provocou efeitos histológicos e morfológicos significantes na parede do corpo de minhocas *E. fetida*. Também as formulações se mostram muitas vezes tóxicas, como se verificou por meio de hemorragia de minhocas *E. andrei* após contato com papel contendo cipermetrina em formulação comercial, mas não detectada por contato com o princípio ativo grau técnico.

Além disso, os estudos com organismos bioindicadores fornecem informações essenciais para a determinação dos efeitos deletérios de agrotóxicos no solo. Por exemplo, já se verificou que a variabilidade na atividade da colinesterase de minhocas *Allolobophora chlorotica* não se relaciona com as diferenças na estrutura ou no tipo de solo, mas varia entre períodos de tempo agrícola como, por exemplo, épocas de colheitas em pomares. Por outro lado, em minhocas *E. fetida*, o inseticida temefós inibiu a colinesterase. A partir dessas observações verifica-se a dificuldade de se estabelecer valores de referência para o uso de colinesterase como biomarcador, porque a atividade da enzima se mostrou biomarcador de exposição e não de efeito de agrotóxicos. No entanto, a atividade da colinesterase foi até 30% menor nas minhocas coletadas de solos sob plantio convencional com o uso de agrotóxicos do que de solos sob cultivo orgânico.

Perturbações nas funções nervosas e nas atividades de metabolismo da celulose de minhocas *E. fetida* também foram detectadas, sendo que o efeito foi maior quanto maior o comprimento da molécula de fungicidas do grupo dos imidazóis e quanto maior o tempo de contato com o substrato tratado. Também em *E. fetida* já se verificou a possibilidade de se utilizar o impacto da presença de poluentes sobre genes reguladores da reprodução ou de resposta sobre o potencial de malignidade como biomarcadores. Por outro lado, medidas mais simples como crescimento, número de minhocas juvenis por casulo e a atividade de algumas enzimas como a celulase, por exemplo, têm se mostrado também como parâmetros sensíveis.

Também o estágio de vida das minhocas tem servido como parâmetro de observação e já se verificou que o inseticida cipermetrina foi mais tóxico e afetou mais o crescimento e a reprodução de indivíduos juvenis do que adultos. Isso, embora pareça quase óbvio, indica que os estudos efetuados apenas com indivíduos adultos podem subestimar os resultados e as consequências realmente possíveis. Finalmente, já se verificou que a sensibilidade de diferentes espécies de minhocas a um mesmo agrotóxico pode variar, sendo que *E. fetida* parece ser das menos sensíveis. Entretanto, como é espécie de criação mais fácil e tempo de reprodução curto, sua utilização pode fornecer informações sobre os possíveis efeitos dos agrotóxicos. Os resultados obtidos com *E. fetida* também podem ser comparados em várias partes do mundo, já que esta espécie é amplamente cultivada e utilizada como bioindicador. Mas, outro fator que merece grande atenção é o possível desenvolvimento de resistência a determinadas quantidades dos agrotóxicos por minhocas e outros organismos usados como bioindicadores, como já verificado com *Hyalella azteca.*

Mesmo os compostos antibacterianos de uso veterinário podem chegar ao ambiente, principalmente no solo, por meio dos excrementos dos animais e lá podem afetar os organismos edáficos. O antibiótico enrofloxacina é um desses compostos que quando presente em solo produziu redução na atividade da enzima catalase (relacionada com a desentoxicação do peróxido de hidrogênio produzido nas células) de minhocas *E. fetida.* A atividade da enzima foi mais inibida nos tecidos intestinais do que na parede muscular dessas minhocas, mostrando que a investigação de contaminação do solo pode ser feita diretamente no intestino, barateando a pesquisa ou o biomonitoramento de amostras ambientais.

Organismos predadores, mas de posição trófica ainda de ligação entre muitos organismos, como os anfíbios, que se situam entre insetos e aves ou cobras na cadeia alimentar, também têm sido pesquisados como bioindicadores. Entre os anfíbios, os sapos adultos e girinos da espécie *Bufo bufo* foram avaliados quanto ao contato com agrotóxicos e sua relação com alterações morfológicas, histológicas e histoquímicas de brânquias do animal. Por outro lado, a exposição de girinos da rã *Limnodynastes tasmaniensis* a soluções aquosas com concentrações possíveis de serem achadas no ambiente dos herbicidas atrazina, metolacloro e tiobencarbe não exibiram efeitos sobre seu crescimento, desenvolvimento e razão sexual. Dada a importante localização de sapos e rãs na cadeia trófica do solo e sua interface com águas doces, isto é, vivendo na água ou próximo dela e se alimentando de insetos aquáticos, por exemplo, verifica-se que essas medidas se mostram como respostas claras que podem ser utilizadas como bioindicadores.

Bioensaios comparativos também foram feitos com minhocas *Eisenia fetida*, o enquitreídeo *Enchytraeus crypticus*, colêmbolos *Folsomia candida* e o - o gastrópode *Helix aspersa* - em solo tratado com o inseticida cipermetrina e mostraram que a toxicidade foi decrescente na seguinte ordem: *Enchytraeus crypticus* > *E. fetida* > *Folsomia candida* > *Helix aspersa*. Verificou-se ainda que a reprodução foi mais afetada do que a sobrevivência, indicando o perigo de efeitos de longo prazo. O caramujo foi o menos afetado e isto se atribuiu ao seu nicho ecológico, vivendo principalmente nas plantas e não apenas no solo. No Brasil esse caramujo foi introduzido; mas, temos aqui outro gastrópode, da espécie *Megalobulimus* sp. comumente chamado de Aruá-do-Mato (Figura 36.8), também herbívoro, que ocorre principalmente no Mato Grosso, São Paulo e Porto Alegre e cujo potencial bioindicador da interface solo-planta ainda não foi explorado.

Outros caracóis terrestres como o *Theba pisana*, também chamado popularmente de caramujo branco de jardim, que ocorre principalmente na região do mar Mediterrâneo, e *Eobania vermiculata* que ocorre principalmente no hemisfério norte, já foram estudados como bioindicadores para agrotóxicos. Verificou-se que os caracóis armazenam poluentes, como metais e agrotóxicos, em sua glândula digestiva e alguns desses contaminantes alteraram processos metabólicos relacionados com aspectos do estresse oxidativo. Por isso, tanto estudos histológicos como enzimáticos de caracóis foram utilizados como biomarcadores e os efeitos foram verificados por medidas de enzimas antioxidantes e pela avaliação da peroxidação de lipídios, que são medidas importantes para verificação de alteração dos processos oxidativos em células e tecidos.

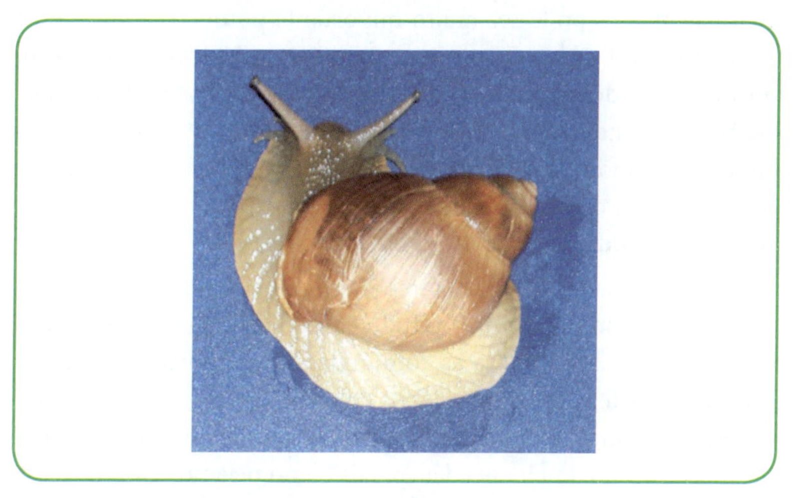

**Figura 36.8** - Caracol aruá-do-mato *Megalobulimus sp.*

Finalmente, vale a pena mencionar que a utilidade do uso de bioindicadores já foi reconhecida até para estudos de poluição de ar e solo de áreas urbanas, nos quais se pesquisaram influências de elementos químicos provenientes de resíduos industriais, de escapamentos de veículos e da presença de carvão. Entretanto, tendo em vista que a ecologia urbana é uma disciplina ainda emergente, não se sabe quase nada sobre os possíveis efeitos dessa contaminação urbana sobre a dinâmica dos ciclos biogeoquímicos e a rede alimentar. Como bioindicadores urbanos se têm uma frequência muito grande de estudos com nematoides, seguida de estudos de fatores bióticos do solo (biomassa microbiana e atividade enzimática). A planta azevém

(*Lolium multiflorum*) é um dos bioindicadores mais utilizados para detecção de elementos-traço, enxofre, fluoretos e outros poluentes em centros urbanos europeus, mas a epífita *Tillandsia capillaries* também tem sido usada na América Latina como bioindicador de material particulado da atmosfera urbana.

Para escolha de organismos para uso como bioindicadores alguns cuidados são necessários. A escolha pode ser condicionada pela experiência pessoal. Por exemplo: a detecção prévia da presença de uma espécie de nematoide a partir de efeitos detectados em algumas plantas pode ser muito importante porque sua presença e abundância no solo podem causar perdas econômicas. Assim, o conhecimento adquirido pode direcionar para a escolha desta espécie como bioindicadora. Mas, deve-se levar em conta que os efeitos em espécies individuais não são aplicáveis para todas as espécies de plantas, assim como os efeitos não ocorrem em todos os tipos de solos ou em todas as regiões e condições climáticas.

Por outro lado, cuidados também devem ser tomados ao se escolher um reino inteiro para estudo como, por exemplo, fungos ou bactérias do solo. Embora as comunidades microbianas sejam conhecidas por ter papéis específicos em processos ecológicos importantes, tais como a ciclagem de nutrientes, e também responderem a perturbações no ambiente edáfico, tais como pela presença de agrotóxicos, há alguns desafios de interpretação dos resultados observados. A atividade da microbiota do solo pode variar durante o dia, ou sazonalmente, e o efeito pode ser confundido com resultado obtido em determinado local ou com a condição de amostragem.

Portanto, já se verificou que os efeitos dos agrotóxicos e de outros poluentes podem variar não só de acordo com a idade do organismo, como também diferentes espécies podem ter diferentes sensibilidades a um mesmo composto. Assim, apesar de se verificar pela literatura científica que o uso de indicadores biológicos já está difundido no monitoramento ambiental, é possível reconhecer que cada bioindicador está, de modo geral, associado com uma gama de limitações e deficiências.

Devido às características positivas e negativas de cada bioindicador individual, a melhor resposta é obtida ao se utilizar diferentes bioindicadores para se ter um quadro consistente de contaminação ambiental no nível de ecossistema, de tal forma que as informações fornecidas pelos resultados obtidos se complementem. Ainda não se tem certeza sobre o grau e a real influência das características físicas e químicas do próprio solo sobre o comportamento das minhocas, por exemplo, assim como existe a possibilidade de ausência de detecção dos agrotóxicos pelos quimiorreceptores das minhocas. Por isso, os resultados de bioindicação de efeitos de agrotóxicos que se obtêm a partir de mais de um bioindicador são mais precisos e seguros nesta indicação. Por exemplo, no solo se podem combinar estudos de efeitos de agrotóxicos sobre enzimas microbianas e bioacumulação em minhocas e, desta forma, o efeito causado pode ficar mais claro. Também podem ser feitas associações entre as quantidades de agrotóxicos com o conteúdo de lipídios e as medidas dos fatores ou índices de condição (razão entre o peso dos tecidos moles (g) e o peso total dos organismos (g), ou o comprimento ($cm^3$), multiplicado por 100). Em organismos maiores e com metabolismo mais complexo pode-se associar a presença de diferentes concentrações de agrotóxicos com medidas do índice de condição; medidas da atividade da enzima acetilcolinesterase e de estresse oxidativo (por meio de medidas do conteúdo das enzimas: catalase, glutatione-S-tranferase, glutatione redutase, glutatione peroxidase, etc.).

Verifica-se então que bioindicadores que são biologicamente, metodologicamente e ecologicamente relevantes fornecem informações para avaliações e previsões de possíveis efeitos ecológicos de substâncias químicas sobre a estrutura e a função dos ecossistemas. Os bioindicadores podem indicar o potencial de modificação das bases da dinâmica das relações exposição-resposta derivadas tanto de dados obtidos em laboratório como no campo, assim como o potencial de risco dessas relações. Entretanto, apesar das informações relevantes em termos de prejuízo da presença de poluentes para organismos, um dos maiores obstáculos para se obter e se fazer uso dessas informações tem sido o fato de que os bioindicadores ambientais têm sido muito raramente usados nas políticas de tomadas de decisões para avaliações e monitoramentos da saúde dos ecossistemas.

# Bibliografia Sugerida

B

## Livros e artigos em periódicos


- Abrantes N, Pereira R, Soares AMVM, Gonçalves F. Evaluation of the ecotoxicological impact of the pesticide Lasso® on non-target freshwater species, through leaching from nearby agricultural fields, using terrestrial model ecosystems. Water Air Soil Pollut 2008;192:211-20.
- Almeida GW, Pereira GC, Castro EM, Carvalho JG , Louzada JNC. Estudo laboratorial do potencial bioindicador de Salvinia auriculata em água contaminada por Cádmio. Anais do VIII Congresso de Ecologia do Brasil, 23 a 28 de Setembro de 2007, Caxambu – MG. 2p.
- Amorim MJB, Novais S, Römbke J, Soares AMVM. Enchytraeus albidus (Enchytraeidae): A test organism in a standardized avoidance test? Effects of different chemical substances. Environment International 2008;34:363-71.
- An YJ, Yang CY. Fridericia peregrinabunda (Enchytraeidae) as a new test species for soil toxicity assessment. Chemosphere 2009;77:325-29.

- Andréa MM, Papini S, Peres TB, Bazarin S, Savoy VLT, Matallo MB. Glyphosate: influência na bioatividade do solo e ação de minhocas sobre sua dissipação em terra agrícola. Planta Daninha 2004;22(1):95-100.
- Andréa MM, Papini S. Influence of Soil Properties on Bioaccumulation Of $^{14}$c-Simazine In Earthworms Eisenia oetida. Journal of Environmental Science and Health. Part B, Pesticides, Food Contaminants, and Agricultural Wastes 2005;B40(1):55-8.
- Andréa MM, Tomas ARG, Vampré TMV, Barreto OJS, Luchini LC. Bioaccumulation and retention of $^{14}$C-hexachlorobenzene (HCB): I. The marine tropical mussel Perna perna. Environmental Bioindicators 2007;2:219-28.
- Andréa MM, Tomás ARG, Vampré TM, Barreto OJS, Luchini LC. Bioconcentration and retention of $^{14}$C-hexachlorobenzene (HCB): II. The estuarine clam Mytella gyuanensis. Environmental Bioindicators 2007;2:229-36.
- ANVISA – Agência Nacional de Vigilância Sanitária. Ministério da Saúde. Brasil. Manual de procedimentos para análise toxicológica de produtos agrotóxicos, seus componentes e afins. Disponível em:http://www.anvisa.gov.br/toxicologia/manual/index.htm [Acesso em 26/10/2009].
- ANVISA – Agência Nacional de Vigilância Sanitária. Ministério da Saúde. Brasil. http://www.anvisa.gov.br/toxicologia/manual/index.htmPrograma de Análise de Resíduos de Agrotóxicos em Alimentos (PARA). Disponível em: http://portal.anvisa.gov.br/wps/content/Anvisa+Portal/Anvisa/Inicio/Agrotoxicos+e+Toxicologia/Assuntos+-de+Interesse/Programa+de+Analise+de+Residuos+de+Agrotoxicos+em+Alimentos [ Acesso em 12/06/2012].
- ANVISA – Agência Nacional de Vigilância Sanitária, Ministério da Saúde- Brasil. Mercado e Regulação de Agrotóxicos: Relatório ANVISA - UFPR sobre Mercado e Regulação de Agrotóxicos 2012.
- Aprea C, Colosio C, Mammone T, Minoia C, Maroni M. Review: Biological monitoring of pesticide exposure: a review of analytical methods. Journal of Chromatography B 2002;769:191-219.

- Araújo CVM, Blasco J, Moreno-Garrido I. Microphytobenthos in ecotoxicology: A review of the use of marine benthic diatoms in bioassays. Environment International 2010;36:637-46.
- Arias ARL, Buss DF, Albuquerque C, Inácio AF, Moreira Freire MM, Egler M, Mugnai R, Baptista DF. Utilização de bioindicadores na avaliação de impacto e no monitoramento da contaminação de rios e córregos por agrotóxicos. Ciência & Saúde Coletiva 2007;12(1):61-72.
- Augusto S, Máguas C, Matos J, Pereira MJ, Branquinho C. Lichens as an integrating tool for monitoring PAH atmospheric deposition: A comparison with soil, air and pine needles. Environmental Pollution 2010;158:483-89.
- Bartlett MD, Briones MJI, Neilson R, Schmidt O, Spurgeon D, Creamer RE. A critical review of current methods in earthworm ecology: from individuals to populations. European Journal of Soil Biology 2010;46:67-73.
- Beaulieu F, Weeks AR. Free-living mesostigmatic mites in Australia: their roles in biological control and bioindication. Australian Journal of Experimental Agriculture 2007;47:460-78.
- Bejarano AC, Chandler GT, Decho AW. Influence of natural dissolved organic matter (DOM) on acute and chronic toxicity of the pesticides chlorothalonil, chlorpyrifos and fipronil on the meiobenthic estuarine copepod Amphiascus tenuiremis. Journal of Experimental Marine Biology and Ecology 2005;321:43-57.
- Bierdermanl LA, Boutton TW, Whisenant SG. Nematode community development early in ecological restoration: the role of organic amendments. Soil Biology & Biochemistry 2008;40:2366-74.
- Bizzotto EC, Villa S, Vichi M. POP bioaccumulation in macroinvertebrates of alpine freshwater systems. Environmental Pollution 2009;157:3192-8.
- Bongers T, Bongers M. Functional diversity of nematodes. Applied Soil Ecology 1998;10:239-51.
- Bornman MS, Barnhoorn IEJ, Jager C, Veeramachaneni DNR. Testicular microlithiasis and neoplastic lesions in wild eland

(Tragelaphus oryx): Possible effects of exposure to environmental pollutants? Environmental Research 2010;110:327-33.

- Bottomley PJ Microbial ecology. In: Sylvia DM, Fuhrmann JJ, Hartel PG, Zuberer DA. Principles and Applications of Soil Microbiology (eds.) 2nd Edition New Jersey: Prentice Hall, 1999.
- Bouldin JL, Farris JL, Moore MT, Smith JR. S, Cooper CM. Hydroponic uptake of atrazine and lambda-cyhalothrin in Juncus effusus and Ludwigia peploides. Chemosphere 2006;65:1049-57.
- Broerse M, Van Gestel CAM. Mixture effects of nickel and chlorpyrifos on Folsomia candida (Collembola) explained from development of toxicity in time. Chemosphere 2010;79:953-7.
- Bücks W (ed). Biotic Indicators for Biodiversity and Sustainable Agriculture. New York: Elsevier Science, 2004.
- Burger J. Bioindicators: types, development, and use in ecological assessment and research. Environmental Bioindicators 2006;1:22-39.
- Burger J. Stakeholder involvement in indicator selection: case studies and levels of participation Environmental Bioindicators 2009;4:170-90.2009.
- Bustnes JO, Moe B, Herzke D, Hanssen SA, Nordstad T, Sagerup K, Gabrielsen GW, Borga K. Strongly increasing blood concentrations of lipid-soluble organochlorines in high arctic common eiders during incubation fast. Chemosphere 2010;79:320-5.
- Calisi A, Lionetto MG, Schettino T. Pollutant-induced alterations of granulocyte morphology in the earthworm Eisenia foetida. Ecotoxicology and Environmental Safety 2009;72:1369-77.
- Capowiez Y, Bastardie F, Costagliola G. Sublethal effects of imidacloprid on the burrowing behaviour of two earthworm species: modifications of the 3D burrow systems in artificial cores and consequences on gas diffusion in soil. Soil Biology & Biochemistry 2006;38:285-93.
- Castellanos LR, Hernandez JCA. Earthworm biomarkers of pesticide contamination: Current status and perspectives. J. Pestic. Sci. 2007;32:360-71.

- Chen CY, Hathaway KM, Thompson DG, Folt CL. Multiple stressor effects of herbicide, pH, and food on wetland zooplankton and a larval amphibian. Ecotoxicology and Environmental Safety 2008;71:209-18.
- Cheng HH (ed). Pesticides in the soil environment: process, impact and modeling. Soil Science Society of America, Madison, 1990.
- Chojnacka K. Biosorption and bioaccumulation – the prospects for practical applications. Environment International 2010;36:299-307.
- Contardo-Jara V, Wiegand C. Biotransformation and antioxidant enzymes of Lumbriculus variegates as biomarkers of contaminated sediment exposure. Chemosphere 2008;70:1879-88.
- Courtright H, Mcclure D, Steers J, Verbsky M, Whiteshouse P, Winston T. State of the Environment – Indicators and Metrics. Disponível em: http://www.environment.gov.au/soe/index.html [Acessado em: 25 de maio de 2003].
- Coutellec M-A, Delous G, Cravedi J-P, Lagadic L. Effects of the mixture of diquat and a nonylphenol polyethoxylate adjuvant on fecundity and progeny early performances of the pond snail Lymnaea stagnalis in laboratory bioassays and microcosms. Chemosphere 2008;73:326-36.
- D'amato C, Torres JPM, Malm O. DDT (dicloro difenil tricloroetano): toxicidade e contaminação ambiental: uma revisão. Química. Nova 2002;25(6):995-1002.
- Delaender F, Soetaert K, Deschamphelaere KAC, Middelburg JJ, Jan CR. Ecological significance of hazardous concentrations in a planktonic food web. Ecotoxicology and Environmental Safety 2010;73:247-53.
- Delorenzo ME, Serrano L, Chung KW, Hoguet J, Key PB. Effects of the insecticide permethrin on three life stages of the grass shrimp, Palaemonetes pugio. Ecotoxicology and Environmental Safety 2006;64:122-7.
- Dhir B, Sharmila P, Saradhi PP, Nasim SA. Physiological and antioxidant responses of Salvinia natans exposed to chromi-

um-rich wastewater. Ecotoxicology and Environmental Safety 2009;72:1790-7.

- Dias, Genebaldo F. Educação Ambiental: princípios e práticas. 8ed. São Paulo: Gaia, 2003.
- Edwards CA (ed). Earthworm Ecology. 2ª Ed. Boca Raton: CRC Press, 2004.
- Eijsackersl H, Beneke P, Maboeta M, Louw JPE, Reinecke AJ. The implications of copper fungicide usage in vineyards for earthworm activity and resulting sustainable soil quality. Ecotoxicology and Environmental Safety 2005;62:99-111.
- El-Gendy KS, Radwan MA, Gad AF. In vivo evaluation of oxidative stress biomarkers in the land snail, Theba pisana exposed to copper-based pesticides. Chemosphere 2009;77:339-44.
- Environment Canada. Biological test method: tests for toxicity of contaminated soil to earthworms (Eisenia andrei, Eisenia fetida, or Lumbricus terrestris). Ontario: Environment Canada. 184p. 2007.
- Ferreira CRRPT, Vegro CLR, Camargo MLB. Defensivos Agrícolas: rumo a uma retomada sustentável. Análise e indicadores do agronegócio 2008;3(2):1-5.
- Ferreira D, Motta AC, Kreutz LC, Toni C, Loro VL, Barcellos LJG. Assessment of oxidative stress in Rhamdia quelen exposed to agrichemicals. Chemosphere 2010;79:914-21.
- Ferris H, Bongers T. Nematode indicators of organic enrichment. Journal of Nematology 2006;38(1):3-12.
- Figueira R, Tavares PC, Palma L, Beja P, Sérgio C. Application of indicator kriging to the complementary use of bioindicators at three trophic levels. Environmental Pollution 2009;157:2689-96.
- Fore LS. Developing Biological Indicators: Lessons Learned from Mid-Atlantic Streams. US-EPA/903/R-03/003 March 2003 53p. Disponível em: http://www.epa.gov/bioindicators [Acessado 26 de maio de 2003].
- Fränzle O. Complex bioindication and environmental stress assessment. Ecological Indicators 2006;6:114-36.

- Fründ H-C, Butt K, Capowiez Y, Eisenhauerl N, Emmerling C, Ernst G, Potthoff M, Schädler M, Schrader S. Using earthworms as model organisms in the laboratory: recommendations for experimental implementations. Pedobiologia 2010;53:119-25.
- Gao Y, Sun X, Sun Z, Zhao N, Li Y. Toxic effects of enrofloxacin on growth rate and catalase activity in Eisenia fetida. Environmental Toxicology and Pharmacology 2008;26:177-80.
- Garcia EG. Segurança e Saúde no Trabalho Rural: A questão dos Agrotóxicos. São Paulo: Ministério do Trabalho e Emprego, Fundacentro, 2001.
- Garcia EG, Bussacosa MA, Fischerb FM. Impacto da legislação no registro de agrotóxicos de maior toxicidade no Brasil. Revista de Saúde Pública 2005;39(5):832-9.
- Godoy RCB DE, Oliveira MI. Agrotóxicos no Brasil: processo de registro, riscos a saúde e programas de monitoramento. Cruz das Almas, Bahia: Embrapa Mandioca e Fruticultura Tropical. Documentos, 134, 2004.
- González-Miqueo L, Elustondo D, Lasheras E, Santamaría JM. Use of native mosses as biomonitors of heavy metals and nitrogen deposition in the surroundings of two steel works. Chemosphere 2010;78:965-71.
- Greenland DJ, Hayes MHB (ed). The chemistry of soil processes. John Wiley & sons, Ltda. Chichester, New York, 1981.
- Grewal PS, Ehlers R-U, Shapiro-Ilan DI (eds). Nematodes as biocontrol agents. Wallingford UK: CABI Publishing, 2005. 505p.
- Guirlet E, Das K, Thomé J-P, Girondot M. Maternal transfer of chlorinated contaminants in the leatherback turtles, Dermochelys coriacea, nesting in French Guiana. Chemosphere 2010;79:720-6.
- Hartnik T, Sverdrup LE, Jensen J. Toxicity of the pesticide alpha-cypermethrin to four soil nontarget invertebrates and implications for risk assessment. Environmental Toxicology and Chemistry 2008;27(6):1408-15.
- History of pest management. Disponível em: http://www.safe2use.com/ca-ipm/01-04-27.htm [Acessado em: 01 de julho de 2010].

- Honeycutt R, Schabecker D (ed). Mechanisms of pesticides movement into ground water. CRC Press, Inc. Boca Raton, Florida, 1994.
- Horvat T, Kalafatic M, Kopjar N, Kovacevic G. Toxicity testing of herbicide norflurazon on an aquatic bioindicator species – the planarian Polycelis felina (Daly.). Aquatic Toxicology 2005;73:342-52.
- IAEA & FAO (ed). Environmental behaviour of crop protection chemicals. Proceedings of IAEA/FAO symposium, Vienna, Austria, 1996.
- Ingham ER. The Soil Biology Primer. Disponível em: http://soils.usda.gov/sqi/concepts/soil_biology/fw&soilhealth.html [Acesso 4 de setembro de 2006].
- Itziou A, Dimitriadis VK. The potential role of cAMP as a pollution biomarker of terrestrial environments using the land snail Eobania vermiculata: correlation with lysosomal membrane stability. Chemosphere 2009;76:1315-22.
- Jacomini AE, Avelar WEP, Martinêz AS, Bonato PS. Bioaccumulation of atrazine in freshwater bivalves Anodontites trapesialis (Lamarck, 1819) and Corbicula fluminea (Müller, 1774). Archives of Environmental Contamination and Toxicology 2006;51(3):387-91.
- Jantunen APK, Tuikka A, Akkanen J, Kukkonen JVK. Bioaccumulation of atrazine and chlorpyrifos to Lumbriculus variegatus from lake sediments. Ecotoxicology and Environmental Safety 2008;71:860-8.
- Kajiwara N, Watanabe M, Wilson S, Eybatov T, Mitrofanov IV, Aubrey DG, Khuraskin LS, Miyazaki N, Tanabe S. Persistent organic pollutants (POPs) in Caspian seals of unusual mortality event during 2000 and 2001. Environmental Pollution 2008;152:431-42.
- Kerle EA, Jenkins JJ, Vogue PA. Understanding pesticide persistence and mobility for groundwater and surface water protection. Disponível em: http://extension.oregonstate.edu/catalog/pdf/em/em8561-e.pdf [Acesso em: 04 de maio de 2010].

- Klánová J, Cupr P, Baráková D, Sda Z, Andel P, HoloubekI. Can pine needles indicate trends in the air pollution levels at remote sites? Environmental Pollution 2009;157:3248-54.
- Kumar A, Correll R, Grocke S, Bajet C. Toxicity of selected pesticides to fresh water shrimp, Paratya australiensis (Decapoda: Atyidae): use of time series acute toxicity data to predict chronic lethality. Ecotoxicology and Environmental Safety 2010;73:360-9.
- Lailson-Brito J, Dorneles PR, Azevedo-Silva CE, Azevedo AF, Vidal LG, Zanelatto RC, Lozinski CPC, Azeredo A, Fragoso ABL, Cunha HA, Torres JPM, Malm O. High organochlorine accumulation in blubber of Guiana dolphin, Sotalia guianensis, from Brazilian coast and its use to establish geographical differences among populations. Environmental Pollution 2010;158:1800-8.
- Liebig M, Schmidt G, Bontje D, Kooi BW, Streck G, Traunspurger W, Knacker T. Direct and indirect effects of pollutants on algae and algivorous ciliates in an aquatic indoor microcosm. Aquatic Toxicology 2008;88:102-10.
- Lindsay S, Chasse J, Butler RA, Morrill W, Van Beneden RJ. Impacts of stage-specific acute pesticide exposure on predicted population structure of the soft-shell clam, Mya arenaria. Aquatic Toxicology 2010;98:265-74.
- Liu W, Zhu L-S, Wang J, Wang J-H, Xie H, Song Y. Assessment of the genotoxicity of endosulfan in earthworm and white clover plants using the comet assay. Arch. Environ. Contam. Toxicol. 2009;56:742-6.
- Lorenz K, Kandeler E. Biochemical characterization of urban soil profiles from Stuttgart, Germany. Soil Biology & Biochemistry 2005;37:1373-85.
- Loureiro S, Soares AMVM, Nogueira AJA. Terrestrial avoidance behaviour tests as screening tool to assess soil contamination. Environmental Pollution 2005;138:121-31.
- Loureiro S, Amorim MJB, Campos B, Rodrigues SMG, Soares AMVM. Assessing joint toxicity of chemicals in Enchytraeus albidus (Enchytraeidae) and Porcellionides pruinosus (Isopo-

da) using avoidance behaviour as an endpoint. Environmental Pollution 2009;157:625-36.

- Lucchese G. Agrotóxicos – Construção da Legislação. Biblioteca Digital da Câmara dos Deputados, Brasilia- DF, 2005.
- Luchini LC. Adsorptive behaviour of herbicides in brazilian soils. Arq. Inst. Biol. 1997;64(1):43-9.
- McDougall P. The global agrochemical and seed markets: industry prospects. Presentation at CPDA Annual Conference. San Francisco, 21st July, 2008.
- Ma T-H. Tradescantia micronucleus bioassay and pollen tube chromatid aberration test for in situ monitoring and mutagen screening. Environmental Health Perspectives 1981;37:85-90.
- Mann RM, Hyne RV, Choung CB, Wilson SP. Amphibians and agricultural chemicals: review of the risks in a complex environment. Environmental Pollution 2009;157:2903-27.
- Marcato-Romain C-E, Guiresse M, Cecchi M, Cotelle S, Pinelli E. New direct contact approach to evaluate soil genotoxicity using the Vicia faba micronucleus test. Chemosphere 2009;77:345-50.
- Markert BA, Breure AM, Zechneister HG (ed). Bioindicators and Biomonitors. New York: Pergamon, 2003. 1014p.
- Marmor L, Tõrra T, Randlane T. The vertical gradient of bark pH and epiphytic macrolichen biota in relation to alkaline air pollution. Ecological Indicators 2010;10:1137-43.
- Mchugh B, Poole R, Corcoran J, Anninou P, Boyle B, Joyce E, Foley MB, Mcgovern E. The occurrence of persistent chlorinated and brominated organic contaminants in the European eel (Anguilla anguilla) in Irish waters. Chemosphere 2010;79:305-13.
- Mckinlay R, Plant JA, Bell JNB, Voulvoulis N. Endocrine disrupting pesticides: implications for risk assessment. Environment International 2008;34:168-83.
- MohapatraA PK, Khillar R, Hansdah B, Mohanty RC. Photosynthetic and fluorescence responses of Solanum melangena L. to field application of dimethoate. Ecotoxicology and Environmental Safety 2010;73:78-83.

- Muller U. Chemical crop protection research. Methods, and challenges. Pure Appl. Chem. 2002;74(12):2241-46.
- Neher DA. Role of nematodes in soil health and their use as indicators. Journal of Nematology 2001;33(4):161-8.
- Nicholls PH. Factor influencing entry of pesticides into soil water. Pestic. Sci. 1988;22:123-37.
- Norum U, Friberg N, Jensen MR, Pedersen JM, BjerregaardJ P. Behavioural changes in three species of freshwater macroinvertebrates exposed to the pyrethroid lambda-cyhalothrin: laboratory and stream microcosm studies. Aquatic Toxicology 2010;98:328-35.
- Novais SC, Soares AMVM, Amorim MJB. Can avoidance in Enchytraeus albidus be used as a screening parameter for pesticides testing? Chemosphere 2010;79:233-7.
- Paoletti MG. Using bioindicators based on biodiversity to assess landscape sustainability. Agriculture, Ecosystems and Environment 1999;74:1-18.
- Papini S. Vigilância em saúde ambiental: uma nova era da ecologia. Editora Atheneu, 2009. 186p.
- Papini S, Langenbach T, Luchini LC, Andréa MM. Influence of substrate on bioaccumulation of $^{14}$C-paraquat in compost worms Eisenia foetida. Journal of Environmental Science and Health 2006;B41:523-30.
- Pimentel D. Environmental and Economic Costs of the Application of Pesticides Primarily in the United States. Environment, Development and Sustainability. 2005;7:229-52.
- Pimentel D. Environmental and Economic Costs of the Application of Pesticides Primarily in the United States. Environment, Development and Sustainability. 2005;7(2):229-52.
- Pimentel D. Green revolution agricultue and chemical hazards. Science of the Total Environment 1996;188(1):S86-98.
- PRB -Population Reference Bureau. World Population Data Sheet. Disponível em: http://www.prb.org/pdf09/09wpds_eng.pdf [Acesso em: 02 de junho de 2010].

- Racke KD. Release of pesticides into the environment and initial concentrations in soil, water, and plants. Pure Appl. Chem. 2003;75(11-12):1905-16.
- Reddy NC, J. RAO JV. Biological response of earthworm, Eisenia foetida (Savigny) to an organophosphorous pesticide, profenofos. Ecotoxicology and Environmental Safety 71 2008;574-82.
- Righi G. Minhocas da América Latina: diversidade, função e valor. In: Congresso Brasileiro de Ciência do Solo 26. Rio de Janeiro, RJ. Palestra. SBCS, 1997. CD-ROM. 28 pp.
- Robertshaw P. Medieval Household Pest Control. Disponível em: http://www.granta.demon.co.uk/arsm/jg/pest.html
- Russell J, Leahy J, Mahoney M, Odenkirchen E,Petrie R, Stangel C, Sunzenauer I,Vaituzis Z, Williams AJ. Overview of the Ecological Risk Assessment Process in the Office of Pesticide Programs, U.S. Environmental Protection Agency. Disponível em: http://www.epa.gov/oppfead1/endanger/consultation/ecorisk-overview.pdf [Acesso em: 02 de agosto de 2010].
- Sardo AM, Soares AMVM. Can behavioural responses of Lumbriculus variegatus (Oligochaeta) assess sediment toxicity? A case study with sediments exposed to acid mine drainage. Environmental Pollution 2010;158:636-40.
- Sawasdee B, Köhler H-R. Embryo toxicity of pesticides and heavy metals to the ramshorn snail, Marisa cornuarietis (Prosobranchia). Chemosphere 2009;75:1539-47.
- Singh RN, Kumar P, Singh VK, Singh DK. Effect of binary combination of deltamethrin + MGK-264 on the levels of phospholipid and lipid peroxidation in the snail Lymnaea acuminate. Chemosphere 2008;73:1032-5.
- Sousa APA. Influência do tipo do solo sobre o efeito de cipermetrina em minhoca. Dissertação de Mestrado. São Paulo. Instituto Biológico, 2010. Disponível em: http://www.biologico.sp.gov.br/pos_graduacao/teses_dissertacao.php [Acesso em 15 de setembro de 2010]
- Spadotto CA, Gomes MAF, Luchini LC, Andréa MM de Monitoramento do Risco Ambiental de Agrotóxicos: princípios e re-

comendações. Jaguariúna: Embrapa Meio Ambiente, Embrapa Meio Ambiente. Documentos 42, 2004.

- Spadotto CA. Avaliação de Riscos Ambientais de Agrotóxicos em Condições Brasileiras. Jaguariúna: Embrapa Meio Ambiente. Documentos, 58.
- Sumita NM, Mendes ME, Macchione M, Guimarães ET, Delichtenfels AJ, De Lobo DJ, Saldiva PH, Saiki M. Tradescantia pallida cv. purpurea boom in the characterization of air pollution by accumulation of trace elements. J Air Waste Manag Assoc. 2003;53(5):574-9.
- Stoppelli IMBS, Magalhães CP. Saúde e segurança alimentar: a questão dos agrotóxicos. Ciência e Saúde Coletiva. 2005;10:91-100.
- Suter II GW. Indicators of what for what? Environmental Bioindicators 2009;4:1-3.
- UN Water. Statistics: Graphs & Maps. Disponível em: http://www.unwater.org/statistics.html [Acesso em 10 de junho de 2010].
- UNITED NATIONS ENVIRONMENT PROGRAM (UNEP). Ridding the world of POPs: a guide to the Stockholm convention on persistent organic pollutants. Geneva, Switzerland: UNEP, 2005. 18p.
- UNITED STATES ENVIRONMENTAL PROTECTION AGENCY, US-EPA Bioindicators Criteria. More on Bioindicators. Disponível em: http://www.epa.gov/bioindicators/html/biol2.html [Acesso em 14 de janeiro de 2010].
- UNITED STATES ENVIRONMENTAL PROTECTION AGENCY, US-EPA. Code of Federal Regulation USEPA, 1994, v. 40, Parts 150 to 189 180.1001 item C. Disponível em: http://www.epa.gov [Acesso em 20 de março de 2010].
- U.S. Census Bureau. International Data Base. Disponível em: http://www.census.gov/ipc/www/idb/worldpop.php [Acesso em 01 de julho de 2010].
- Wagner LS, Porto MF. Atividade agrícola e externalidade ambiental: uma análise a partir do uso de agrotóxicos no cerrado brasileiro. Ciência e Saúde Coletiva. 2007;12(1):131-43.

- Weston, DP, Poynton HC, Wellborn, GA, Lydy MJ, Blalock BJ, Sepilveda MS, Colbourne JK Multiple origins of pyrethroid insecticide resistance across the species complex of a nontarget aquatic crustacean, Hyalella azteca. PNAS. 2013; 110 (41): 16532–16537.
- Widenfalk A, Lundqvist A, Goedkoop W. Sediment microbes and biofilms increase the bioavailability of chlorpyrifos in Chironomus riparius (Chironomidae, Diptera. Ecotoxicology and Environmental Safety 2008;71:490-7.
- You J, Brennan A, Lydy MJ. Bioavailability and biotransformation of sediment-associated pyrethroid insecticides in Lumbriculus variegatus. Chemosphere 2009;75:1477-82.
- Zhou S, Duan C, Wang X, Wong HGM, Yu Z, Fu H. Assessing cypermethrin-contaminated soil with three different earthworm test methods. Journal of Environmental Sciences 2008;20:1381-5.


## Diplomas legais


- BRASIL. Lei Federal nº 7802, de 11 de julho de 1989. Dispõe sobre a pesquisa, a experimentação, a produção, a embalagem e rotulagem, o transporte, o armazenamento, a comercialização, a propaganda comercial, a utilização, a importação, a exportação, o destino final dos resíduos e embalagens, o registro, a classificação, o controle, a inspeção e a fiscalização de agrotóxicos, seus componentes e afins, e dá outras providências.
- BRASIL. Lei Federal nº 9.974, de 06 de junho de 2000. Altera a Lei nº7.802, de 11 de julho de 1989. Disponível em: http://www.pr.gov.br/seab/agrotoxico/legislação.html
- BRASIL. Lei Federal nº 9294, de 15 de julho de 1996. Dispõe sobre as restrições ao uso e à propaganda de produtos fumígeros, bebidas alcoólicas, medicamentos, terapias e defensivos agrícolas, nos termos do § 4º do art. 220 da Constituição Federal.
- BRASIL. Decreto Federal nº 99.657, de 26 de outubro de 1990. Acrescenta artigo e parágrafo único ao Decreto nº 98.816, de

11 de janeiro de 1990, que regulamenta a Lei no 7.802, de 11 de julho de 1989, que dispõe sobre agrotóxicos, seus componentes e afins, e dá outras providências.

- BRASIL. Decreto Federal nº 98.816,de 11 de janeiro de 1990. Regulamenta a Lei nº 7.802/89 e dispõe sobre a pesquisa, a experimentação, a produção, a embalagem, a rotulagem, o transporte, o armazenamento, a comercialização, a propaganda comercial, a utilização, a importação, a exportação, o destino final dos resíduos da embalagem, o registro, a classificação controle, a inspeção, a fiscalização de agrotóxicos, seus componentes e afins.
- BRASIL. Decreto Federal nº 4.074, de 4 de janeiro de 2002. Regulamenta a Lei nº 7.802, de 11 de julho de 1989, que dispõe sobre a pesquisa, a experimentação, a produção, a embalagem e rotulagem, o transporte, o armazenamento, a comercialização, a propaganda comercial, a utilização, a importação, a exportação, o destino final dos resíduos e embalagens, o registro, a classificação, o controle, a inspeção e a fiscalização de agrotóxicos, seus componentes e afins, e dá outras providências.
- BRASIL, Portaria nº 3.214, de 8 de junho de 1978, Ministério do Trabalho e Emprego. Aprova as Normas Regulamentadoras – NR – do Capítulo V, Título II, da Consolidação das Leis do Trabalho, relativas a Segurança e Medicina do Trabalho. NR 04 (serviços especializados em engenharia de segurança e em medicina do trabalho), NR 05. (Comissão Interna de Prevenção de Acidentes). NR 06 (Equipamento de Proteção Individual), NR 07 (Programa de Controle Médico de Saúde Ocupacional), NR 09 (PPRA - gestão de riscos), NR 11 (Transporte, movimentação, armazenagem e manuseio de materiais. Ministério do trabalho), NR 15 (Atividades e operações insalubres), NR 17 (Ergonomia), NR 23 (Proteção contra incêndios), NR 26 (Sinalização de segurança), NR 31 (Segurança e saúde no trabalho na agricultura, pecuária silvicultura, exploração florestal e aqüicultura).
- BRASIL. Portaria Normativa nº 84, de 15 de outubro de 1996 do Ministério do Meio Ambiente. Estabelece critérios a serem utilizados junto ao IBAMA, para efeito de registro e avaliação

do potencial de periculosidade ambiental (ppa) de agrotóxicos, seus componentes e afins.

- BRASIL. Portaria n.º 518, de 25 março 2004, Ministério as Saúde. Estabelece os procedimentos e responsabilidade relativos ao controle de Vigilância da Qualidade da Água para consumo Humano e seu padrão de Potabilidade e dá outras providências.

## Resoluções

- Resolução ANTT nº 420, de 12 de fevereiro de 2004, Agência nacional de Transportes Terrestres, Ministério dos Transportes. Aprova as instruções complementares ao regulamento do transporte terrestre de produtos perigosos. Ministério dos Transportes.
- Resolução CONAMA nº 357, 17 de março de 2005. Conselho Nacional do Meio Ambiente, Ministério do Meio Ambiente. Classificação dos corpos de água e diretrizes ambientais para seu enquadramento, estabelecimento das condições e padrões de lançamento de efluentes.
- Resolução CONAMA nº 358, 29 de abril de 2005. Conselho Nacional do Meio Ambiente, Ministério do Meio Ambiente. Dispõe sobre o tratamento e disposição final dos resíduos dos serviços de saúde.
- Resolução da Diretoria Colegiada - RDC nº 119, de 19 de maio de 2003 Agência Nacional de Vigilância Sanitária – ANVISA, MInistério da Saúde. Cria o Programa de Análises de Resíduos de Agrotóxicos em Alimentos – PARA.
- Resolução da Diretoria Colegiada - RDC nº 34, de 18 de agosto de 2010. Agência Nacional de Vigilância Sanitária – ANVISA, Ministério da Saúde. Dispõe sobre o Regulamento técnico para produtos saneantes desinfestantes.
- Resolução da Diretoria Colegiada, RDC 306, de 07 de dezembro de 2004, Agência Nacional de Vigilância Sanitária – ANVISA, MInistério da Saúde. Dispõe sobre o Regulamento Técnico para gerenciamento de resíduos de serviços de saúde.

- Resolução da Diretoria Colegiada - RDC nº 340, de 7 de dezembro de 2005. Agência Nacional de Vigilância Sanitária – ANVISA, MInistério da Saúde.O registro dos produtos moluscicidas de importância médico-sanitária deve obedecer aos requisitos exigidos em regulamento vigente publicado pela ANVISA para o registro de inseticidas de venda restrita a empresas especializadas.
- Resolução da Diretoria Colegiada – RDC nº 52, de 22 de outubro de 2009. Agência Nacional de Vigilância Sanitária – ANVISA, MInistério da Saúde. Dispõe sobre o funcionamento de empresas especializadas na prestação de serviço de controle de vetores e pragas urbanas e dá outras providências.


## Normas técnicas


- ABNT - Associação Brasileira de Normas Técnicas, NBR 13968:1997 - embalagens rígidas vazias de agrotóxicos – procedimentos de lavagem. Rio de janeiro/RJ, Brasil.
- ABNT - Associação Brasileira de Normas Técnicas, NBR 9.843:2004 – Agrotóxicos e afins - Armazenamento, movimentação e gerenciamento em armazéns, depósitos e laboratórios. Rio de Janeiro/RJ, Brasil.
- ABNT - Associação Brasileira de Normas Técnicas, NBR 12713:2006 – Ecotoxicologia aquática – Toxicidade aguda – Método de ensaio com Daphnia spp (Crustacea, Cladocera). Rio de Janeiro/RJ, Brasil.
- ABNT - Associação Brasileira de Normas Técnicas, NBR 15470:2007 - Ecotoxicologia aquática – Toxicidade em sedimento - Método de ensaio com Hyalella spp (Amphipoda). Rio de Janeiro/RJ, Brasil.
- ABNT - Associação Brasileira de Normas Técnicas, NBR 15517:2007 – Desinfestantes - Terminologia. Rio de Janeiro/RJ, Brasil.
- ABNT – Associação Brasileira de Normas Técnicas, NBR 15537:2007 – Ecotoxicologia terrestre - Ecotoxicidade aguda – Método de ensaio com minhocas. Rio de Janeiro/RJ, Brasil.

- ABNT – Associação Brasileira de Normas Técnicas, NBR 15584-1:2008 – Controle de vetores e pragas urbanas. Parte I - Terminologia. Rio de Janeiro/RJ, Brasil.
- ABNT – Associação Brasileira de Normas Técnicas, NBR 15584-2:2008 – Controle de vetores e pragas urbanas. Parte II – Manejo Integrado. Rio de Janeiro/RJ, Brasil.
- ABNT – Associação Brasileira de Normas Técnicas, NBR 15584-3:2008 – Controle de vetores e pragas urbanas. Parte III – Sistema de gestão da qualidade – Requisitos particulares para aplicação da ABNT NBR ISSO 9001:2000 para empresas controladoras de pragas. Rio de Janeiro/RJ, Brasil.
- ABNT – Associação Brasileira de Normas Técnicas, NBR 14725-1:2009. Produtos químicos - Informações sobre segurança, saúde e meio ambiente. Parte 1: Terminologia. Rio de Janeiro/RJ, Brasil.
- ABNT - Associação Brasileira de Normas Técnicas, NBR 14725-2:2009. Produtos químicos - Informações sobre segurança, saúde e meio ambiente. Parte 2: Sistema de classificação de perigo. Rio de Janeiro/RJ, Brasil.
- ABNT - Associação brasileira de Normas Técnicas, NBR 14725-3:2009. Produtos químicos - informações sobre segurança, saúde e meio ambiente. Parte 3: rotulagem. Rio de Janeiro/RJ, Brasil.
- ABNT - Associação Brasileira de Normas Técnicas, NBR 14725-4:2009. Produtos químicos - Informações sobre segurança, saúde e meio ambiente. Parte 4: Ficha de informações de segurança de produtos químicos (FISPQ). Rio de Janeiro/RJ, Brasil.
- CETESB, COMPANHIA AMBIENTAL DO ESTADO DE SÃO PAULO, Secretaria do Meio Ambiente do Estado de São Paulo. Nota Técnica P-4 262. CETESB, 20 de fevereiro de 2004. Dispõe sobre o gerenciamento de resíduos químicos provenientes de estabelecimentos de serviços de saúde. São Paulo/SP.
- OECD GUIDELINES FOR TESTING OF CHEMICALS. Disponíveis em: http://www.oecd.org/department/0,3355,en_2649_34377_1_1_1_1_1,00.html [Acesso em: 28 de dezembro 2007].
- US-EPA, UNITED STATES ENVIRONMENTAL PROTECTION AGENCY. EPA712–C–96–167 - Ecological Effects Test Guidelines - OPPTS 850.6200: 1996 - Earthworm Subchronic Toxicity Test. Washington/DC, Estados Unidos.

# Índice Remissivo

I

## A

B



C

## D



## E

## N



## O



## P

## Q



## R



## S